食品安全 中級
検定テキスト
第3版

一色 賢司：監修

一般社団法人 食品安全検定協会：編集

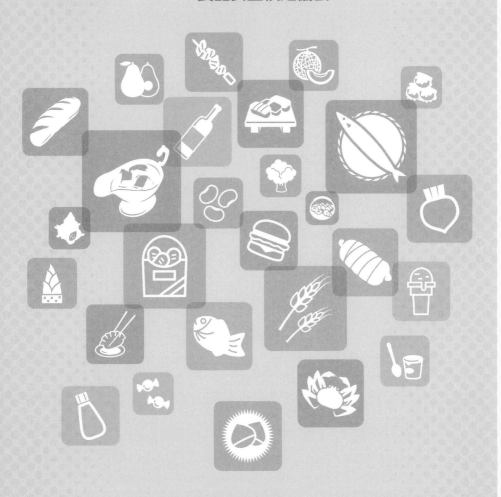

中央法規

はじめに

　人間には、安全な食品が必要です。現在の食品の供給や調達は、分業で行われています。多くの人々が、フードチェーンを支えています。食品安全に関する考え方や用語の意味が人によって違っていては、フードチェーンは信頼できるものにはなりません。考え方や用語の意味は、時代とともに変化することもあります。

　食品安全検定は、科学的根拠をもってフードチェーンの維持・発展に貢献しようとする方々を応援するための一手段です。中級テキストは、実際に食品を取り扱う方や指導的な立場の方を応援するために編集されています。

　食品安全においてもゼロリスクは存在しません。人間はミスを犯し、機械は壊れます。食品の安全性を確保するシステムを構築しても、やがて不具合が生じます。順調であっても、軽微な不都合であっても、食中毒等の深刻な事件への入り口である場合もあります。

　食品安全には、やはり人の関与が大切です。食料自給率が低いわが国は、国際的な食品安全の動向にも注意を払い、地球全体のフードチェーンの維持・発展にも貢献することが必要です。国際的にも、食品安全文化（Food Safety Culture）を醸成し、維持していく必要があると認識されるようになりました。

　食品安全文化には、食品安全に精通し、科学的根拠も理解している人材が必要です。「ゆく河のながれは絶えずして、しかももとの水にあらず。」と、鴨長明は『方丈記』に書いています。人間は、従属栄養生物です。現在もコロナ禍に苦しんでいますが、多くの困難を乗り越えて食べ続け、命を繋いできました。改訂された本テキストが、フードチェーンの流れを清く美しく次世代へ渡す、お役に立てれば幸いです。

2021年12月

食品安全検定協会運営委員会委員長

一般財団法人日本食品分析センター学術顧問・北海道大学名誉教授

一色　賢司

食品安全検定とは

　食品安全検定は、「食の安全を科学の目でみる力」を養うことを目指して作られました。

　食の「安全」に必要な科学的知識により問題解決できる力を養うことで、食品が抱えるリスクを低減させ、食の「安心」へとつなげることのできる人材を育成し、より安全な食文化の醸成に貢献することを目指しています。

本書の使い方（第 3 版の発行にあたって）

　本書は、食品安全検定協会が主催する「中級・食品安全検定」の教科書として作成したものです。

　食品安全に関係する危害要因は、物質としての生物的要因、化学的要因、物理的要因ならびに状態的要因に分類されます。第 2 版は、生物的、化学的、物理的要因に基づいて章を構成しましたが、第 3 版では、食の安全を脅かす可能性のある危害要因、安定的な食料調達のために使用されるもの（食品添加物、農薬、バイオテクノロジー応用食品）、食の安全を守るしくみ・制度に分類して章の構成を見直しました。

　各章の内容は、第 2 版の発行から 4 年が経過することから、情報の更新を主目的とし、科学的データの整理、統計データの更新、法令の改正に伴う改訂を中心に行い、最新の知見に基づいて情報を更新しました。

本書は、食の安全を脅かす可能性のあるリスク要因について知りたいときに、辞書代わりに活用することも可能です。皆様の頭の中に食の安全に対するリスクの全体像を描き、ぜひ、食品安全の鳥瞰図を作り上げていただきたいと考えます。

　食品安全検定は立ち上げから 8 年目を迎えることができ、受験者の皆様をはじめ、ご支援、ご協力いただいた多くの方々に心より感謝申し上げますとともに、食品安全検定が食品安全を学ぶ方々に役立つよう、今後も努めてまいります。

2021年12月　食品安全検定協会事務局　山井　裕志

本書に関するご意見・ご質問：食品安全検定協会
〒106-0045　東京都港区麻布十番2-11-5　麻布新和ビル4F
メールアドレス：fs-info@fs-kentei.jp
ホームページ：https://fs-kentei.jp

目　次

第3章 寄生虫

第12章 食品安全衛生管理

第13章 食品安全関連法令

第 1 章

食品の安全性

　大昔から人間は飢餓に耐えながら、食べることで健康を害さないように対策を実行してきました。やがて、科学技術を駆使しても、食生活に伴うリスクをゼロにできないことが認識されるようになりました。リスクを許容範囲のものとするために、経験を活かしながら、農場から食卓まで科学的な根拠をもつ対策を実施するようになりました。

1-1 食品安全と食品衛生

　我々（*Homo sapiens*：知恵ある人間）は、他の生物を食べて生きている従属栄養生物の一種です。わが国は食料自給率が低く、多くの食品や原材料を諸外国から輸入して、食生活を維持しています。食品の安全性確保には国際的な協力が必須となっています。関係する国際機関や組織を表1-1に示します。Codexは、FAOとWHOが設立した食品の国際規格をつくる政府間組織です。目的は消費者の健康を保護するとともに、食品の公正な貿易を促進することです。180か国以上の加盟国は、Codex規格を自国の規格と調和させるよう勧告されています。

表1-1　食品安全に関係する国際機関ならびに組織

略称	組織名	組織の役割・目的
Codex	コーデックス（食品規格）委員会	消費者の健康の保護と食品の公正な貿易の確保を目的として、国際食品規格を作成している。
FAO	国際連合食糧農業機関	世界各国の国民の栄養水準と生活水準の向上等を通じて、貧困と飢餓の緩和を図ることを目的としている。
GFSI	世界食品安全イニシアチブ*	食品安全システムの継続的改善を目的に、ガイダンス文書をもとに、食品安全規格を承認している。
ISO	国際標準化機構*	工業規格を国際的に標準化する機構であり、食品安全マネジメントシステム規格（ISO 22000）を発行している。
WHO	世界保健機関	国連の専門機関として、「全ての人民が可能な最高の健康水準に到達すること」を目的としている。

＊非政府組織

食品安全に関係するハザードとリスク

　ハザード（危害要因）が食品に含まれていた場合や食品の状態に問題があった場合には、食中毒等が起こる可能性が高くなります。ハザードは食品安全（リスク分析）分野では、「ヒトの健康に有害影響を及ぼすおそれがある食品中の物質又は食品の状態」（内閣府食品安全委員会ホームページ「食品の安全性に関する用語集」[*1]）です。表 1-2 のようにハザードは、物質としての生物的要因、化学的要因、物理的要因ならびに状態的要因に分類されます。食品衛生（リスク管理）分野では、「健康への悪影響を引き起こす可能性のある食品中に存在する生物的、化学的、または物理的要因（Codex、食品衛生の一般原則[*2]）」として、ハザードは簡易化されています。

表 1-2　食品安全に関係するハザード（危害要因）の例

分類	例	関係章
生物的	病原細菌（サルモネラ属菌、コレラ菌　ほか）、病原ウイルス（ノロウイルス　ほか）、寄生虫（アニサキス　ほか）、異常プリオン（BSE）　ほか	2・3、8
化学的	アレルゲン、カビ毒、フグ毒、貝毒、ヒスタミン、ソラニン、キノコ毒、カドミウム、ダイオキシン、重金属、誤用農薬、誤用食品添加物　ほか	4〜6、8
物理的	ガラス片、金属片、木片、プラスチック片、放射性物質　ほか	7・8
状態的*	不衛生、加熱・未加熱食品不分別、加熱不足、温度帯（5〜60℃）、不潔な水や原材料　ほか	2〜13

＊ WHO：「食品をより安全にするための 5 つの鍵」より
http://www.nihs.go.jp/hse/food-info/microbial/5keys/5KeysManual_jp.pdf

リスクは食べた人の健康に悪い影響を及ぼす可能性を意味します。この可能性には、悪影響の起こる頻度と被害の深刻さの両者を含みます。安全性に絶対はないように、リスクにもゼロはありません。安全性もリスクも変動します。生の豆類を食べると腹痛や消化不良を起こしますが、適切な加熱調理により安全な食品に変化します。フグは一般人が調理すると死に至る中毒が発生する場合があります。対策として、フグ処理士制度というリスク管理が行われています。

＊1：2019 年 12 月版　https://www.fsc.go.jp/yougoshu.data/yougoshu.pdf
＊2：2020 年 9 月改訂　https://www.fao.org/fao-who-codexalimentarius/
　　　codex-texts/codes-of-practice/en/

食品安全と食品衛生

　暴飲暴食や偏食は含みませんが、食品のリスク管理が不十分で発生する食中毒などの健康障害を食性病害と総称しています。食品安全は食性病害のない状態であり、食品衛生は食品安全を確保し維持する手段です。WHO は食品衛生を「生育、生産、あるいは製造時から、最終的に人に摂取されるまでの全ての段階において、食品の安全性、健全性、健常性を確保するために必要なあらゆる手段」と定義しています。

　食品安全分野では、食品の原材料である生物を育て、流通や貯蔵を行い、調理・加工し、消費するつながりをフードチェーンと呼んでいます。図 1-1 に農場から食卓までのフードチェーンを簡略化して示しました。図中のリスク分析については後述しますが、食品の安全性確保には「リスク分析」と「フードチェーン対策」（または、「フードチェーン・アプローチ」）を自転車の両輪のように連動させる必要があります。

　食品安全は祖先からの大問題でした。食料調達に知恵を使い、道具も使い、火も使うようになりました。農業が始まり人口が増加しました。世界各地で食文化の花が咲き、さらに人口が増加し、人類は 78 億人（国際連合人口基金「世界人口白書 2021」）にまで増えています。食品の輸出・輸入によりフードチェーンは地球全体に広がっています。安全な食品を安定的に調達するためには、地球規模の環境対策や次世代への配慮が必要です。

図 1-1　食品のリスク分析とフードチェーン対策の両立

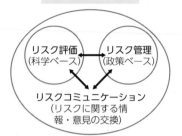

リスク分析の3要素

リスク評価
(科学ベース)

リスク管理
(政策ベース)

リスクコミュニケーション
(リスクに関する情
報・意見の交換)

安全な食品の安定調達には、リスク分析とフード
チェーン対策の両立が必要です。

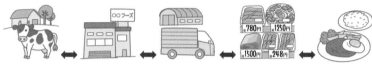

一次生産から消費までのフードチェーン対策

食性病害と感染症

　食中毒を明確に規定した法律はありませんが、食品衛生法第21条の2では、「食品、添加物、器具又は容器包装に起因する中毒患者又はその疑いのある者」を「食中毒患者」と記述しています。実際には、食品、添加物、器具・容器包装に由来する病原体、化学物質、自然毒などを摂取して生じる健康障害を食中毒と呼んでいます。

　感染症は、細菌やウイルスなどに感染した後、健康障害が起こる疾病ですが、感染症法*第6条では、同法で指定した第1類から第5類、およびその他の疾病を感染症として分類しています。1999年に感染症法が施行されるまでは、伝染性が強く生命に危険を及ぼす疾病は伝染病と呼ばれていました。

　食性病害は食べ物に由来する健康障害であり、公衆衛生状態が悪いと水性病害と同時に発生します。感染症のうち、食品が媒介する疾病は食性病害に含まれます。

　2019年から全世界に多くの患者と死者を出している新型コロナウイルス感染症（COVID-19）では、食品が媒介して感染し、発症した例

はありません。原因ウイルスが、主に飛沫感染や飛沫核感染、エアロゾル感染によって伝達されることからも、食中毒や食性病害には分類されていません。COVID-19 は、感染症法により指定感染症として厳重な対策が実施されています。

　食品取扱者は、食中毒細菌やノロウイルス対策等の経験を活かして、COVID-19 の防止にも取り組む必要があります。食品関連施設での感染やクラスターの発生は、食品衛生対策上の管理区域よりも、更衣室や休憩室などでの不注意な行動が原因となっています。

＊：正式名称は、「感染症の予防及び感染症の患者に対する医療に関する法律」

用語 ▶ 水性病害
水に由来する健康障害を水性病害（Water borne diseases）と総称し、公衆衛生対策が不十分な国では食性病害と分けることができません。

1-2 食経験を大切に

　人間は食べ物を探し、工夫や改良を加えて、可食部を取り出す方法も身につけました。有毒成分を減らし、可食部を増やす品種改良などを含む農業を始めました。毒がある、または消化吸収できない物も、調理加工すれば食べられる場合があることを見出しました。微生物も利用し、発酵食品として食べるようになりました。歴史の経過とともに生理活性や毒性が高く専門家による管理が必要なものを、医薬品等として食品とは別に管理するようになりました。食品安全基本法では、食品は医薬品、医薬部外品及び再生医療等製品を除くすべての飲食物（第2条）とされています。

健全な食品の確保

　人間はリスク管理という概念のない昔から、安全な食品を安定的に確保する努力を重ねてきました。図1-2のように、調理や加工が食べられないものを食べられるようにし、より安全にするためにも行われてきました。料理や保存に失敗すれば、安全性が低下する場合があることも経験してきました。食品の安全性は、常に変動するものです。

　健全な食品を確保するためには、食品は種類が多いことや、構成も単純均一なものから複雑不均一なものまであること、病原体などの外来因子や食品の経時変化にも対応しなくてはなりません。さらに、どのような状態の人にどのように食べられるのかも考慮しなくてはなりません。

　多くの人には良好な食品である牛乳や卵等が、人によってはアレルギー症状を引き起こす場合があります。食物アレルギーや不耐症などの問題は、個人によって感受性が大きく異なることを理解しておく必要があります。O157などの病原体に対しても、年少者や高齢者、病気をもつ人のように感受性の高い人々がおり、それらは「ハイリスクグループ」と呼ばれています。

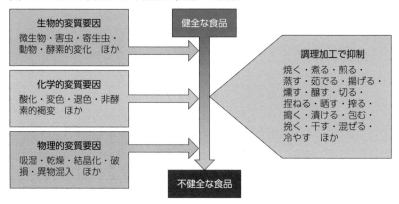

図 1-2　健全な食品から不健全な食品への変化

安全と安心の違い

　一般国民のもつ不安のなかには、食品安全を担当する専門家には理解が難しい場合もあります。リスクが許容範囲にあるものは安全と考える食品安全基本法の考え方について国民に理解を求め、浸透させる努力が必要です。リスクコミュニケーションと緊急事態対応の司令塔は、消費者庁です。行政や専門家は「安全」というけれど、「安心」できないとの感情や声に耳をふさがずに対応すべきです。

　食品安全では、科学的評価やフードチェーンの各段階における対策を行うことで、リスクが許容範囲に収まる場合や、収まらない場合があることを説明できます。安心に関しては、各個人の経験や教育、得られた情報等により不安に感じる程度が異なります。自ら制御できないものや人工的なものを嫌がったり、発生確率は低くても発生したときの結果が重大なものに恐怖感が募ったりする傾向があります。また、何か隠されていると感じる場合にも不安感が募ります。

　安心は、個人の心の問題ですが、フードチェーンのしくみが見えにくくなっていることにも問題があるように思われます。「心配だから見に行こう、見せてもらおう」という声に対応できる開かれたフードチェーンが望まれます。「安全安心」という一つの熟語を呪文のように単に繰り返して使うことは、混乱に拍車をかけることになります。

　安全と安心の違いを正しく認識し、対策を立てることが大切です。

1-3 食品のリスク管理と危機管理

　1990年代前半までは、「食品の安全性」という表現がなされていましたが、現在は「食品安全」という用語も使われるようになりました。WHO、FAO、Codex等での議論で、リスクを前提とした食品安全（フードセーフティ）への移行が必要とされ、その影響を受けたものと思われます。「安全」は、国際規格では「許容できない危害が発生するリスクがないこと」と定義されており、リスクが許容可能な水準に抑えられている"状態"を表わす用語であるのに対して、「安全性」は、ある物事についての安全の"度合い"を表します。

　腸管出血性大腸菌O157やダイオキシン、牛海綿状脳症（BSE）などのさまざまな問題の発生と克服から教訓を得て、食品安全対策が改善されていきました。「国民の健康保護」「科学的根拠」「情報交換」「透明性確保」等も重視されるようになりました。

リスク分析とフードチェーン対策

　安全な食品の安定調達には、「リスク分析」と「フードチェーン対策」の両立が必要です（図1-1）。2003年に両者を導入した食品安全基本法が制定され、食品衛生法などの関連法規も改正されました。それにともない、内閣府にリスク評価を担当する食品安全委員会が設置され、リスク管理機関として厚生労働省や農林水産省なども改編されました。2009年には、消費者行政を一元化した消費者庁と消費者委員会が設置され、食品の表示問題を担当し、リスク管理を行っています。地方自治体もリスク管理機関としての重要な役割を担っています。

　全国民に食品安全に対する責務と役割があります。リスクコミュニケーションにより情報を交換し、意見を表明し、食品のリスク管理を科学的に、かつ透明性を保って実施するリスク分析手法が多くの国々で取り入れられています。

危機管理への準備

　悪意がなくても人間はミスをし、機械は故障します。過去には、悪意があって食品に毒物を混入する事件がありました。悪意のある攻撃に対する予防的対抗措置は「フードディフェンス」と呼ばれています。平常時のリスク管理と万一のときのための危機管理の準備も必要です。緊急事態が発生し、慌てて不適切な対応をしないように日頃から準備を整えておくことが大事です。「リスク分析」や「フードチェーン対策」は事故の予防になり、事故が起こったときや疑念が生じたときにも、科学的データが蓄積されていて、専門家への連絡先もリスト化されていれば迅速で的確な対応が可能になります。万一に備えたリコール（製品回収）訓練も必要です。

1-4 食品の安全性確保

　食品のリスク分析（図1-1）は単に分析を行うことだけではありません。状況変化に応じる動的な食品の安全性確保のための手法です。常に観察や警戒をし、必要で十分な対策を柔軟に取り続けることを意味しています。科学的にリスク評価を行うだけにとどまらず、フードチェーンでのリスク管理と、情報交換や点検機能としてのリスクコミュニケーションが一体として有効に機能し続けるしくみです。

　リスク評価は、ハザードにより引き起こされる可能性のある健康への悪影響について、どのようなリスクになりうるかを科学的に評価する作業です。公的には食品安全委員会が担当していますが、私的にはフードチェーンの各所で無意識のうちにも行われています。私的なリスク評価も科学的に行われる必要があります。

　リスク管理はリスク評価に基づいて、対策を選択し実施する過程であり、透明性の高い実態調査と見直しが必要です。

　リスクコミュニケーションは、リスク評価の知見やリスク管理の判断の根拠を含めて、リスクや関連する事項に関する透明性を関係者間で高めるプロセスです。Codexのリスクコミュニケーションの定義は、加盟国間の議論の枠組みが強く意識されています。実際の食生活では、親子間やお店でのリスクに関する会話なども含まれます。

フードチェーン対策とTDI、ADI

　フードチェーン対策も必要です。O157問題に苦しんだ米国政府の報告書「From Farm To Table（農場から食卓まで）」もフードチェーン対策を重視しています。BSE問題に苦しんだ欧州連合（EU）も食品安全白書でフードチェーン対策を最初に取り上げています。

　食品を汚染する有害物質の対策では、消費者が摂取しても健康に悪い影響が出ないTDI（耐容一日摂取量）を超えて汚染物等を取り込まな

い管理が実施されています（図1-3）。農薬や食品添加物のように、食料を生産し、加工、流通させるために意図的にフードチェーンに使用する物質の安全性確保においても、リスク分析とフードチェーン対策を用いたADI（一日摂取許容量）を超えない摂取状況になるように管理が実施されています（図1-4）。TDIもADIも食品安全委員会の科学者によってリスク評価されて決定されます。フードチェーンにおける使用基準や残留基準は厚生労働省や農林水産省によるリスク管理によってTDIやADIを超えないように設定されます。

図1-3　耐容一日摂取量（TDI）

耐容一日摂取量 （TDI）
意図的に食品に使用されていない化学物質 ・重金属 ・かび毒など

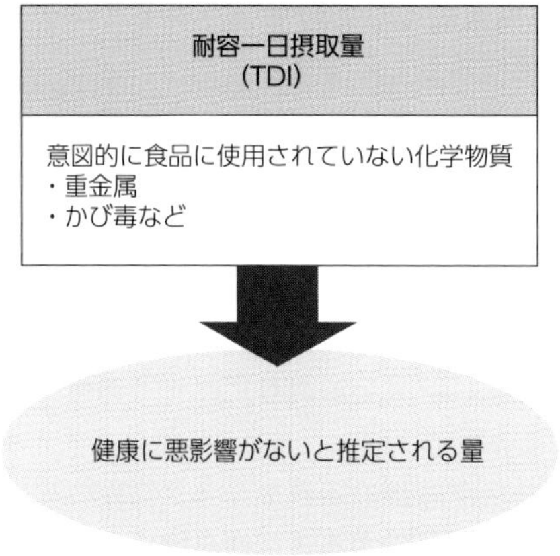

TDI：Tolerable Daily Intake

・摂取し続けても、健康への悪影響がないと推定される一日当たりの摂取量をいう。
・過剰な負担がかからない範囲で、できるだけ低い濃度に設定される。ALARA（As Low As Reasonably Achievable）原則と呼ばれている。

健康に悪影響がないと推定される量

※食品安全委員会で科学的根拠を尊重して設定される。

図1-4　一日摂取許容量（ADI）

一日摂取許容量 （ADI）
食品の生産過程で意図的に使用するもの ・残留農薬 ・食品添加物など

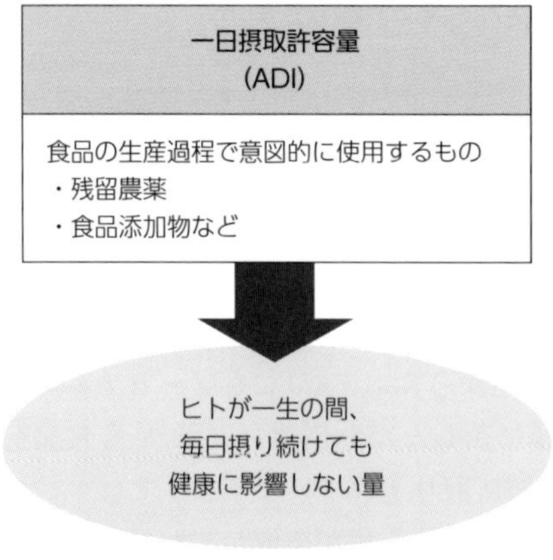

ADI：Acceptable Daily Intake

・ヒトがある物質を毎日一生涯にわたって摂取し続けても、健康への悪影響がないと推定される一日当たりの摂取量をいう。
農薬の残留基準値の設定では、短期摂取による影響を考慮するために急性参照用量（ARfD：Acute Reference Dose）も用いられる。ARfDは、24時間またはより短時間の経口摂取で健康に悪影響を示さないと推定される摂取量である。
（出典：内閣府食品安全委員会ホームページ「食品の安全性に関する用語集」）

ヒトが一生の間、毎日摂り続けても健康に影響しない量

※食品安全委員会で科学的根拠を尊重して設定される。

食品衛生の一般原則

　Codex は食品のリスクを合理的に減らすために、「食品衛生の一般原則」を 1969 年に採択しました。2020 年には表 1-3 のように「食品衛生の一般原則」の改訂を行い、適正衛生規範（GHP。わが国では「一般衛生管理」）を基盤とする、HACCP システムによるフードチェーンの衛生管理を勧告しています。検査に依存するリスク管理には限界があるため、フードチェーンの各段階で予防的なリスク管理を行い、バトンタッチ方式で食品の安全性を確保する手法への展開と継続が必要とされています。

　厚生労働省は、「食品衛生の一般原則」を「食品等事業者が実施すべき管理運営基準に関する指針」（現在廃止）等に反映させ、2018 年には食品衛生法の改正が成立し、HACCP による衛生管理が義務化されました。同改正法は 2020 年に施行され、1 年間の猶予期間を経て、2021年 6 月から、一般衛生管理（GHP）に加えて、HACCP システムを導入した食品の衛生管理が、Codex の勧告に従って制度化されています。

表 1-3　Codex 食品衛生の一般原則（2020 年改訂版）

序文　前書き、目的、範囲、使用法、用語
第 1 章　適正衛生規範（GHP）
　1．緒言とハザードの制御
　2．一次生産（原材料の生産）
　3．施設の設計および設備
　4．教育・訓練
　5．施設の保守と衛生管理
　6．個人衛生
　7．食品の取扱い管理
　8．製品の情報および消費者の意識
　9．輸送
第 2 章　HACCP システムと適用のためのガイドライン

2020 年 9 月、Codex 総会で改訂を承認。
和訳は、日本食品衛生協会が発行する『Codex 食品衛生の一般原則2020 −対訳と解説−』がある。

第 1 章　食品の安全性

食品安全への体制強化

　図1-5は食品工場内における始業時の準備の様子です。フードチェーンの他の持ち場でも、5S（整理、整頓、清掃、清潔、躾（よい習慣））などを実施し、食品取扱いのプロとしての責務を果たす必要があります。フードチェーンの各段階での適切なリスク管理を確認することも大切です。

　食品衛生法による営業許可に関連する公的な確認だけではなく、自主的な取り組みも行われています。取引先等の第二者が監査を行う場合もあります。食品衛生の専門家を派遣する第三者団体が中立的立場で行う例が増えてきました。ISO（国際標準化機構）の発行するISO 22000の認証も行われています。また、GFSI（世界食品安全イニシアチブ）の承認を受けた機関が担当する例も増えてきました。次第に、継続的な改善活動も組み込んだ食品安全や品質保証体制の強化も要求されるようになってきました。

　法的規制や食品安全に関するシステムの整備だけでは、持続的な食品の安全性の確保や高品質な食品の安定供給はできません。フードチェーンに携わる全ての人が、責任を持って担当の業務に取り組み、食品安全文化を大切にする気持ちも必要です。

図1-5　食品工場内での安全性確保への努力例

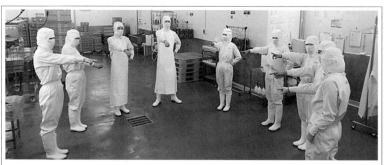

・5S→整理、整頓、清掃、清潔、躾（よい習慣）
・報連相→報告、連絡、相談
・3現主義→現場、現物、現実
・3定主義→定位、定品、定量　ほか

1-5 分業と食品安全

　フードチェーンは分業化され、多くの人々の手を経て食品は消費されています。嘘や隠しごとのないフードチェーンが必要です。食品取扱者は安全な食品を消費者に提供する責務があります。一方、少量で感染を起こす O157 やノロウイルス対策の要は、国民全員がフードチェーンを汚さないことです。食品安全基本法は、消費者にも食品の安全性確保に関する知識と理解を深めるとともに、意見を表明するように努め、積極的な役割を果たすことを求めています。

　人間は食中毒等の失敗は忘れやすく、再発させることがあります。忘れないように工夫する必要があります。科学的な判断を尊重し、責任感をもつ自立した消費者が増えることによって、フードチェーン全体の無駄や無理がなくなることが期待されます。消費者の行うべきこととして、食べようとする食品についてよく調べることがあります。不明な点は販売員に話しかけ、製造者に問い合わせ、現場を見に行くことにより、フードチェーンの透明性が高くなっていきます。食べた場合のリスクをよく調べ、表示をよく読んで、科学的根拠に基づいた選択を行うことが大事です。

　複数の法律によって規制されていた食品関係の表示を一本化した食品表示法が、2013 年に制定されました。従前も、虚偽の表示は禁止です。品質や衛生に関する項目はすべて表示することが必要です。優先的に表示すべきは、健康被害の可能性にかかわる項目です。アレルギー物質、保存方法、消費期限または賞味期限などです。

　残念ながら、わが国では大量の食料を輸入しながらも、大量の食品が廃棄されています。廃棄する理由として、食品安全があげられています。表示のミスや期限表示への理解不足と商取引上の利益志向が廃棄量を増やしているようです。食品安全に関する適正な理解を広め、無意味な食品廃棄を減少させるべきです。公正な食品取引や次世代への食料・環境の受け渡しのためにも、食品安全への理解と貢献が求められています。

第 **2** 章

食中毒起因微生物

　食中毒とは、飲食物を介して体内に入った食中毒菌、ウイルスまたは有毒な化学物質などにより引き起こされる急性の胃腸炎症状を主徴とした健康障害です。

　食中毒の病因物質は、前記の他に自然毒、寄生虫等がありますが、食中毒発生の 90% 以上は微生物です。

注　2020年の統計データは、新型コロナウイルスの影響があり、「2-3 主な食中毒起因微生物」では、2019年までの統計データにより、それぞれの微生物による食中毒の発生傾向を記載しています。

食中毒の発生状況

食中毒の分類

　「食中毒」に対する食品衛生法上の具体的な定義はありませんが、食品衛生法第21条の2では「食品、添加物、器具または容器包装に起因する中毒患者またはその疑いのある者（以下「食中毒患者等」という。）」とあります。また、食品安全委員会では、「食品に起因する胃腸炎、神経障害等の中毒症の総称」（同委員会HP「食品の安全性に関する用語集」）とあります。

　したがって、病因物質の種別（菌種等）にかかわらず食べ物または飲み物が原因で起こるもので、衛生行政の立場から何らかの措置が必要なすべての健康障害を「食中毒」と考えます。

　病因物質によって微生物性食中毒、自然毒食中毒、化学物質による食中毒、その他のもの（寄生虫等）に分類されます。微生物性食中毒は細

図 2-1　食中毒の病因物質による分類

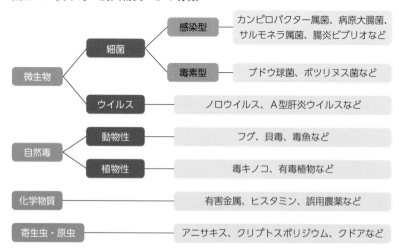

菌性食中毒とウイルス性食中毒に分けられ、このうち細菌性食中毒は、感染型と毒素型に分類されます。ただし、食品中の異物として混入したガラス、金属などを原因とする物理的な衛生上の危害については食中毒として扱っていません。（図2-1）

微生物による食中毒の分類

　微生物による食中毒のうち、細菌性食中毒はその発症メカニズムの違いにより感染型食中毒と毒素型食中毒に分類されます。

感染型食中毒	食品に付着あるいは増殖した生きている細菌を食品とともに食べることにより、腸管内で細菌が増殖して起こる食中毒です。代表的な食中毒菌として、サルモネラ属菌、腸炎ビブリオ、カンピロバクター属菌、エルシニア菌などがあります。
毒素型食中毒	食品中で大量に増えた細菌が毒素を作り、この毒素を食品とともに体内に取り込むことにより発症する食中毒です（生きた細菌が存在しなくても食品中に毒素が残っていれば食中毒になります）。原因菌としてはセレウス菌、ブドウ球菌（黄色ブドウ球菌）、ボツリヌス菌などがあります。

　感染型食中毒は、食品に付着した食中毒起因菌を一定菌量（発症最少菌量）摂取後、これらの菌が腸管内で増殖することによって食中毒症状を起こすものです。毒素型食中毒は、病原菌が食品中で増殖するときに毒素を蓄積し、これを食品と一緒に摂取することによって食中毒症状を起こすものです。食品中の毒素が胃、腸管で吸収されて症状が出るため、一般的に感染型食中毒よりも比較的短い時間で発症します。
　ウェルシュ菌は、大量に増えた菌を食品とともに食べてしまうことで腸内に到達し、お腹の中で芽胞をつくるときに産生する毒素によって発症します。生体内毒素型（感染毒素型）ともいわれ、ウェルシュ菌の他に腸管出血性大腸菌やセレウス菌（下痢型）などがあります。

微生物による食中毒の発生状況

1 食中毒事件数と患者数の推移

2011～2020年の10年間に報告された食中毒の事件数と患者数をみると、患者数は減少傾向にありますが、事件数はほぼ横ばいの状況が続いています。死者が発生した事例は、2016年8月、高齢者施設で腸管出血性大腸菌O157による集団食中毒が発生し、高齢者10名が死亡しました。それ以外は、ほとんどがキノコ毒やフグ毒等の自然毒を原因とする死亡事件です（図2-2、表2-1）。

図2-2　全国食中毒の事件数と患者数の推移

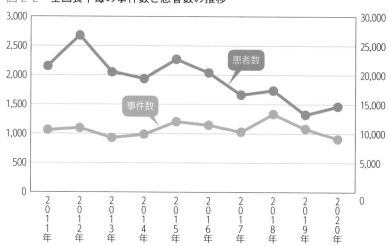

表2-1　全国食中毒の発生状況

総数	2011年	2012年	2013年	2014年	2015年	2016年	2017年	2018年	2019年	2020年
事件数（件）	1,062	1,100	931	976	1,202	1,139	1,014	1,330	1,061	887
患者数（人）	21,616	26,699	20,802	19,355	22,718	20,252	16,464	17,282	13,018	14,613
死者数（人）	11	11	1	2	6	14	3	3	4	3

出典：厚生労働省ホームページ「食中毒統計資料」

2 病因物質別発生状況

　2001～2010年の10年間と2011～2020年の10年間に発生した食中毒の事件数と患者数を比較してみると、細菌を原因とする食中毒の事件数が半分以下に減少していることがわかります。寄生虫は2013年から病因物質として分類され、計上されるようになりましたが、近年では、寄生虫のアニサキスによる食中毒事件の報告件数がもっとも多くなっています。患者数は、細菌とウイルスを原因とする食中毒が全体の90%以上を占めており、細菌とウイルスに対する食中毒予防が重要であることがわかります（表2-2）。

　細菌とウイルスの病因物質別の内訳をみると、2001～2010年の10年間では事件数が1,000件を超えていたサルモネラ属菌と腸炎ビブリオは対策の徹底により、事件数、患者数ともに大幅に減少していることがわかります。それに対して、カンピロバクター属菌やノロウイルスを原因とする食中毒の事件数・患者数は常に上位にあり、予防対策の難しさがうかがわれます（表2-3）。

　2020年は、2019年に比べて事件数は減少しましたが、患者数は増加しました。2020年は、新型コロナウイルス対策の徹底もあり、ノロウイルスによる食中毒事件数は2019年の半分以下に減少しましたが、患者数は、病原大腸菌による大規模な食中毒事件が2件発生したことにより増加しました。

　食中毒事件の原因となる病因物質は、対策の徹底や環境の変化により、常に変化します。最新の情報収集に努めるとともに、食中毒の発生頻度

表2-2　病因物質別食中毒発生状況

病因物質	2001～2010年		2011～2020年		2001～2010年		2011～2020年	
	事件数（件）	構成比（%）	事件数（件）	構成比（%）	患者数（人）	構成比（%）	患者数（人）	構成比（%）
細菌	9,573	63.7%	4,248	39.7%	127,930	45.5%	71,314	37.0%
ウイルス	3,221	21.4%	3,032	28.3%	131,027	46.6%	106,442	55.2%
化学物質	125	0.8%	135	1.3%	2,385	0.8%	2,234	1.2%
自然毒	1,215	8.1%	807	7.5%	3,658	1.3%	2,133	1.1%
寄生虫	0	0.0%	1,994	18.6%	0	0.0%	3,588	1.9%
その他	94	0.6%	194	1.8%	181	0.1%	1,294	0.7%
不明	793	5.3%	292	2.7%	15,756	5.6%	5,814	3.0%
総数	15,021	100.0%	10,702	100.0%	280,937	100.0%	192,819	100.0%

出典：厚生労働省ホームページ「食中毒統計資料」

表 2-3　細菌・ウイルスによる病因物質別食中毒発生状況

	病因物質	事件数		患者数	
		2001〜2010年	2011〜2020年	2001〜2010年	2011〜2020年
細菌	カンピロバクター・ジェジュニ／コリ	4,616	2,899	24,660	20,128
	サルモネラ属菌	2,033	338	36,951	10,821
	ブドウ球菌（黄色ブドウ球菌）	604	297	12,295	6,288
	ウェルシュ菌	288	250	21,375	15,563
	腸管出血性大腸菌（VT 産生）	210	184	2,771	3,204
	その他の病原大腸菌	430	87	10,898	11,312
	腸炎ビブリオ	1,143	78	15,736	1,208
	セレウス菌	144	61	2,121	845
	エルシニア・エンテロコリチカ	13	8	52	289
	ボツリヌス菌	3	2	3	3
	その他の細菌	89	44	1,068	1,653
	計	9,573	4,248	127,930	71,314
ウイルス	ノロウイルス	3,198	2,949	129,695	103,222
	その他のウイルス	23	83	1,332	3,220
	計	3,221	3,032	131,027	106,442

出典：厚生労働省ホームページ「食中毒統計資料」

が高い病因物質や重症化リスクの高い病因物質は、特に注意し、食中毒防止対策を徹底するすることが重要です。

3　原因施設別発生状況

　2018〜2020 年の 3 年間で、原因施設が判明している食中毒発生状況をみると、事件数は飲食店で 60％ を超えており、次いで家庭での発生が多くなっています。患者数も飲食店が 50％ を超えていますが、飲食店や家庭以外の原因施設では、1 件あたりの患者数が多く、一旦、食中毒が発生すると大規模化する傾向があることがわかります（表 2-4）。

表 2-4　原因施設別食中毒発生状況

原因施設	2018年		2019年		2020年		計		
	事件数	患者数	事件数	患者数	事件数	患者数	事件数	患者数	1件当たりの患者数
家庭	163	224	151	314	166	244	480	782	1.6
事業場	40	1,959	33	865	31	984	104	3,808	36.6
学校	21	1,075	8	228	12	331	41	1,634	39.9
病院	5	103	4	211	4	81	13	395	30.4
旅館	31	1,266	29	1,719	11	508	71	3,493	49.2
飲食店	722	8,580	580	7,288	375	6,955	1,677	22,823	13.6
販売店	106	173	50	61	49	90	205	324	1.6
製造所	11	345	13	871	7	631	31	1,847	59.6
仕出屋	30	2,682	19	868	26	4,310	75	7,860	104.8
採取場所	3	3	1	2	0	0	4	5	1.3
その他	10	393	11	199	6	37	27	629	23.3
合計	1,142	16,803	899	12,626	687	14,171	2,728	43,600	16.0

出典：厚生労働省ホームページ「食中毒統計資料」

第2章　食中毒起因微生物

食品微生物の基礎知識

Point

➡微生物は小さい順に、ウイルス、細菌、原虫、酵母、カビなどに分類されます。

➡微生物の増殖には、栄養素、水分、温度の三つが必要な条件です。

➡食品の一般的微生物の殺菌には、加熱が効果的ですが、加熱耐性の強い芽胞菌も存在します。

微生物とは

　微生物とは、自然界に生存する生物のうち、一般には肉眼では見ることができないとても小さな生物の総称のことです。微生物は、ウイルス、細菌、原虫、酵母、カビなどに分類されます。例えば、黄色ブドウ球菌の直径は 1 ミリの 1000 分の 1 ほどで光学顕微鏡でも見ることができます。しかし、ウイルスは種類にもよりますが、細菌のさらに 100 分の 1 程度で電子顕微鏡でしかとらえることができません。

食品微生物の増殖条件とその抑制

　食中毒や腐敗を防ぐには、微生物の増殖条件をよく理解したうえで、対策を行うことが必要です。

　微生物の代表格の細菌は分裂によって増殖しますが、その増殖には、栄養素、水分、温度の三つの条件が必要であり、その他酸素の有無や水素イオン濃度（pH）などが影響します。

図 2-3　細菌の増殖曲線

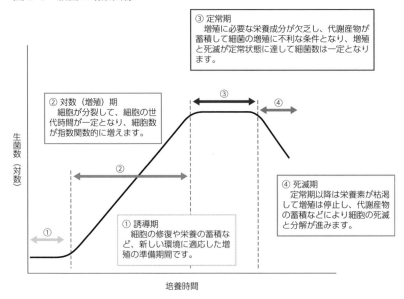

③ 定常期
　増殖に必要な栄養成分が欠乏し、代謝産物が蓄積して細菌の増殖に不利な条件となり、増殖と死滅が定常状態に達して細菌数は一定となります。

② 対数（増殖）期
　細胞が分裂して、細胞の世代時間が一定となり、細胞数が指数関数的に増えます。

④ 死滅期
　定常期以降は栄養素が枯渇して増殖は停止し、代謝産物の蓄積などにより細胞の死滅と分解が進みます。

① 誘導期
　細胞の修復や栄養の蓄積など、新しい環境に適応した増殖の準備期間です。

生菌数（対数）

培養時間

　細菌の増殖は、二分裂によって行われます。実験室で閉鎖培養環境で細菌を増殖させると、細菌増殖は図 2-3 に示すような曲線を描き、増殖段階は四つに分けられます（①誘導期―②対数（増殖）期―③定常期―④死滅期）。

　微生物の殺菌法としては、加熱殺菌が一般的に広く用いられます。また、増殖抑制には、低温保管、水分活性低下、pH 調整、ガス置換などの方法が用いられます。

　主な食中毒細菌の増殖条件と熱抵抗性については、「表 2-9　食中毒を起こす主な微生物一覧」（078 頁）をご参照ください。

1　栄養素

　増殖に必要な栄養素は微生物の種類によって異なりますが、基本的にはヒトと同じように、タンパク質、脂質、炭水化物（糖質）などの栄養素を必要とします。

2　水分

　食品中の水分は、微生物の発育増殖に大きく影響します。
　食品中の水は食品成分に拘束された結合水とそうでない自由水に分け

ることができ、そのうち微生物が増殖に利用できるのは自由水です（図2-4）。微生物が利用できる食品中の水の割合のことを水分活性（Aw：Water Activity）といい、自由水の割合が多い食品は1.0に近い数値となり、自由水の割合が少ないほど0に近づきます。

食品の水分活性が低下すると、微生物の発育が抑制され、水分活性が0.60以下になるとほとんどの微生物は増殖できなくなります。生野菜や生魚は水分活性が0.90以上のため微生物が増殖しやすく、逆にビスケットなどは水分活性が0.30程度であるため、細菌が増殖できません。

また、食塩、砂糖などを食品に添加すると、微生物が利用できる水の割合が少なくなり、水分活性が低下し、微生物の発育を抑制することができます。一般に水分活性の高い食品では、細菌が増殖しやすく、中間水分食品ではカビや酵母が変敗の原因となることが多くなります。

用語▶│水分活性
食品中の水は食品成分に拘束された結合水とそうでない自由水に分けることができ、そのうち微生物が増殖に利用できるのは自由水です。そこでこの自由水の割合を示す値が水分活性です。

図2-4　食品中における結合水と自由水のイメージ

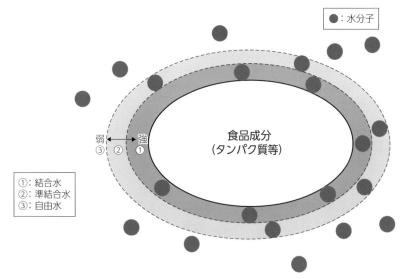

●：水分子

食品成分
（タンパク質等）

弱③ ② ①強

①：結合水
②：準結合水
③：自由水

3　温度

　温度は微生物の発育とそれに伴う増殖速度に影響し、一般に低温になるほど増殖速度は遅くなります。

　食品を冷蔵もしくは冷凍保存すると発育が抑制され、冷凍では休眠状態になります。したがって、冷蔵または冷凍したものを常温に戻せば、また活発に増殖が始まるため、食品の低温保存は殺菌ではなく、一時的な増殖抑制です。

　一般的には最低発育温度は5℃くらいのものが多く、冷蔵庫の温度設定が4℃以下となっているのは、この温度であればほとんどの微生物の増殖を抑制することができるためです。各食中毒菌の増殖可能な温度域については表2-9をご参照ください。

　加熱は食品を汚染する微生物を死滅させるための効果的な方法です。

　最高発育温度以上になると死滅し、65℃で30分間加熱すると多くの病原菌も腐敗菌も死滅します。100℃以上では、ほとんどすべての細菌を死滅させることができますが、ボツリヌス菌、セレウス菌、ウェルシュ菌のように芽胞を形成する菌（芽胞菌）は、加熱耐性が強く生き残ることができます（図2-5）。

用語▶ | 芽胞
　ある種の細菌は乾燥、高温などの環境条件が悪くなると芽胞とよばれる耐久性の高い細胞構造を作って生き延びようとします。
　芽胞は、内側から核物質、細胞質、芽胞壁、皮層、芽胞殻などの多重構造をしていて、これらが菌体本体を強力に保護しています。そのために芽胞は、加熱、消毒剤のような化学薬品処理、紫外線、放射線照射に対して強い抵抗性を示します。従って、一般的な加熱調理によって芽胞を完全に不活化することは困難です。
　芽胞菌
　芽胞を形成する細菌のことをいい、バチルス属（セレウス菌、納豆菌、枯草菌など）のような酸素の存在下で増殖する好気性または通性嫌気性芽胞菌と、クロストリジウム属（ボツリヌス菌、ウェルシュ菌など）のように酸素の存在しない環境で増殖可能な偏性嫌気性芽胞菌が存在します。芽胞形成菌であっても、環境条件がよいときには栄養型となって普通の細菌と同様に分裂して増殖しますが、環境バランスがくずれたときに菌体内に芽胞を形成します。

図 2-5 芽胞形成菌の生活環

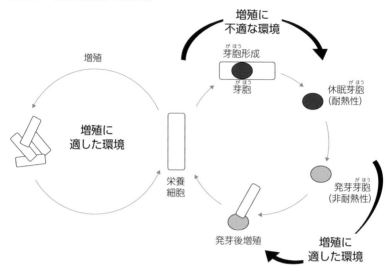

　缶詰やレトルト食品では、120℃で 4 分間の加熱またはそれと同等以上の効果のある方法が用いられます。

　微生物の熱抵抗性は、特定の加熱温度条件における菌数を 10 分の 1 に減少させるために要する時間で表し（D 値）、数値が大きいほど耐熱性が高いことを表します。ボツリヌス菌、セレウス菌、ウェルシュ菌は、耐熱性の芽胞を形成するため、通常の加熱調理条件では死滅しません。芽胞菌を除いた主な食中毒細菌の熱抵抗性（D 値）を表 2-5 に例示します。

　各微生物の熱抵抗性についての詳細は、表 2-9 を参照してください。

用語▶ D 値
　微生物の熱抵抗性を示す数値で、特定の温度条件下において菌数を 90％死滅させるのに要する時間を示したものです。

表 2-5　主な食中毒細菌の熱抵抗性（D 値）

主な食中毒菌	熱抵抗性（D 値）	実験に用いられた食品の例
サルモネラ属菌	56.7℃：3.05〜4.09分	・液卵に 6 株のサルモネラ属菌（SE、ST、S. Heidelberg）を接種した実験
	57.2℃：5.49〜6.12分	・殻付き卵に同菌混合液を接種した実験
腸炎ビブリオ	53℃：0.9〜4.0分	・3 ％の食塩加 TSB(Tryptic Soy Broth) 培地（pH5.0〜8.0）中の実験
カンピロバクター属菌	55℃：2.12〜2.25分 57℃：0.79〜0.98分	・カンピロバクター・ジェジュニ、加熱調理鶏肉
腸管出血性大腸菌	57.2℃：4.1 分、62.8℃：0.3分 57.2℃：5.3分、62.8℃：0.5分	・O157、牛挽き肉、脂肪 2 ％の場合 ・O157、牛挽き肉、脂肪30.5％の場合
ブドウ球菌	60℃：4.8〜6.6分 ※通常の加熱調理条件で菌は死滅するが、耐熱性毒素が残存する。	・トリプトンソーヤブイヨン
リステリア・モノサイトゲネス	50℃：十数分〜数時間	・キャベツジュース 13.33分、鶏モモ肉 179分
	60℃：約0.6〜17分	・リン酸緩衝液 0.63分、塩漬挽き肉 16.7分
	70℃：約1.4〜16秒程度	・水で溶解した脱脂粉乳 0.023分、破砕したニンジン 0.27分
エルシニア・エンテロコリチカ	62.8℃：0.7〜17.0秒 62.8℃：0.24〜0.96秒	・全乳中 ・全乳中（耐熱性の高い菌株）

（注）食品の殺菌条件は、影響するパラメーターが多く、組み合わせも複雑なので、ケースバイケースの対応が必要です。詳しくは科学的データの捉え方（090 頁）を参照してください。

資料：食品安全委員会「食品健康影響評価のためのリスクプロファイル」、「食品により媒介される感染症等に関する文献調査報告書」（平成 22 年 3 月）

4　酸素

　微生物には、発育に酸素を必要とするものとしないものがあります。食品の安全性や保存性に影響を与える微生物の多くは通常の酸素の存在下（酸素濃度約 20％）で発育します。

　酸素の必要の有無により、次の四つに大別されています（表 2-6）。

表 2-6　酸素要求性による微生物の分類

好気性菌	酸素がないと増殖できない。カビ・枯草菌などが該当。
微好気性菌	酸素が少しあるとき（酸素濃度5〜15%）だけ増殖する。カンピロバクター属菌などが該当。
通性嫌気性菌	酸素があってもなくても増殖できる。多くの病原菌・乳酸菌・大腸菌などが該当。
偏性嫌気性菌	酸素がない、またはごく微量のときにのみ増殖できる。ボツリヌス菌、ウェルシュ菌、破傷風菌などが該当。

5　水素イオン濃度（pH）

　一般に細菌は、中性から弱アルカリ性を好み、酸性では発育が困難とされています。酢漬けや漬け物、ヨーグルトなどは酢酸や乳酸によって食品の pH（pH 7 を中性とし、それ未満を酸性、それより高ければアルカリ性）が低下することを利用した貯蔵法です。pH5.5 以下になると、一般的な細菌の増殖は困難となるため、腐敗防止効果が大きくなります。しかし、カビや酵母は pH4.0 でも発育できます。各食中毒菌の増殖可能な pH 域を図 2-6 に示します。

図 2-6　微生物の増殖 pH 域

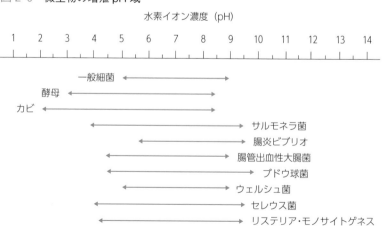

2-3 主な食中毒起因微生物

サルモネラ属菌

Point

➡食品中で増殖したサルモネラ属菌を食品と一緒に食べることによって起こる感染型食中毒の代表格です。発症菌量は原因菌の種類や患者の状態によって異なりますが、乳幼児や高齢者では100個程度の少量の菌で食中毒を起こします。

➡2001年には事件数の最も多い食中毒でしたが、その後減少して2015年からの5年間の平均ではカンピロバクター、ノロウイルス、アニサキスに次いで多い食中毒です（カンピロバクター＞ノロウイルス＞アニサキス＞ブドウ球菌≒サルモネラ≒ウェルシュ菌）。

➡サルモネラは2,500種類以上の血清型に分類され、ヒト、トリ、ブタ、ウシ、ネズミなどの動物の腸管内や土壌、河川、下水などの自然界に広く分布しています。特に、サルモネラに汚染されている肉や卵を扱った食品の未加熱あるいは加熱不足を原因とする食中毒が多く発生しています。

➡サルモネラは60℃以上の加熱には弱いですが、乾燥状態や低温には強いために、乾燥した汚泥中や10℃以下の冷蔵状態でも長期間生き残ります。

1 食品への汚染経路

(1) サルモネラは自然界に広く分布していますが、家畜や家禽の腸管内にも存在します。食肉一加工の過程で動物の腸管内のサルモネラが食肉に移行し、これらの肉を十分な加熱処理をしないでヒトが食べることによって食中毒が起こります。

(2)　食肉処理の段階で動物腸管内のサルモネラの汚染を受けて市場に出回るウシ、ブタ、トリなどの肉や、サルモネラを保菌する産卵鶏が産んだ卵などが食中毒の主な原因になります。

(3)　ペット動物のカメ、カエルなどのハ虫類や両生類は高率にサルモネラを保菌しているためにサルモネラ症の原因になることがあります。ペットとしてのスッポン、ヘビ、イグアナ、トカゲなどによる事例もあるため、これらの動物に触れた場合にはサルモネラ症にかからないようにする注意が重要です。

2　原因食品

(1)　サルモネラ食中毒の原因となった食品には、鶏肉、牛肉、鶉卵、鶏卵（生卵、ティラミス、ババロア、スクランブルエッグ、親子丼）、ウナギ、スッポン料理などがあります。

(2)　サルモネラの付着した鶏肉や牛肉の生食、あるいは食肉の加熱不足が原因になります。また、卵焼き、自家製マヨネーズ、半熟のオムレツなどの鶏卵を原料とし、十分な加熱がされていなかった食品も原因となります。

(3)　ふつう市販されている殻付き卵のサルモネラ汚染率は10万個に3個（0.003％）程度ですが、調理前に卵をまとめて割り置いて保管し、使用する場合には汚染拡大の危険が大きくなります（表2-7）。

表2-7　殻付き卵中のサルモネラ汚染実態調査結果

検査総数（個）	サルモネラ陽性数	調査時期
15,000	3 (0.02%)	1992年1〜3月
9,000	3 (0.03%)	1992年8〜10月
105,033	3 (0.0029%)	2010年6月〜2011年1月

出典：村瀬稔：サルモネラ，とくに Enteritidis 下痢症の現状，食品と微生物，Vol.10 No.4, pp.181-184, 1994.
Esaki et al., Epidemiology and Infection, 141, pp.941-943, 2013.

3　ヒトへの影響

(1)　感染から発症までの潜伏期間はおよそ 6 〜 72 時間（平均 12 時間）
　　ですが、菌種により 3 〜 4 日後の発病もあります。症状は腹痛、
　　下痢、発熱（38〜40℃）、頭痛、嘔吐、倦怠感です。特に高熱が特
　　徴的で、高齢者や小児では重症になりやすく死亡例もありますので
　　注意が必要です。

(2)　通常、症状は 1 〜 4 日で回復しますが、3 か月経過後も排菌が続
　　き慢性的に保菌が続くことがあります。

4　予防対策

(1)　食肉類の生食を避けるようにします。

(2)　鶏卵は賞味期限を確認し、きれいで、ひび割れのない保管・販売
　　状態がしっかりしているものを購入する。

(3)　食肉や卵などは分別して冷蔵保管し、なるべく早く消費する。

(4)　食肉や卵を扱った手指や調理器具を十分に洗浄・消毒し、二次汚
　　染を防ぐ。

(5)　食肉や卵を使用した調理器具類は、分解・洗浄し、十分な殺菌を
　　行う。

(6)　卵の割卵後は、同一容器に割り置きをしないで直ちに調理する。

(7)　食肉や卵は十分に加熱する（75℃、1 分間以上または 61℃、15
　　分間以上）。

(8)　調理後の食品は早めに食べる。

(9)　ネズミ、ゴキブリ、ハエなどの駆除を確実に行う。

(10)　ペットに触れたあとはよく手洗いをする習慣をつける。

用語▶│二次汚染
　　　　調理中の食品が、まな板や調理器具類、あるいは調理するヒトの手を介して
　　　　食中毒菌やウイルスに汚染されることをいい、もともと、食中毒に汚染され
　　　　ていなかった食品が汚染されてしまうことです。
　　　　二次汚染を防ぐためには、まな板や包丁などを使用目的に合わせて用意し、
　　　　作業内容が変わるときには手洗いを十分に行うことが大切です。

➡発症菌量は通常 10 万個といわれるが、乳幼児や高齢者では 100 個程度の菌量で食中毒を起こす。

➡サルモネラは 75℃で 1 分間以上、61℃で 15 分間以上の加熱で死滅する。

➡サルモネラ食中毒の潜伏期間は 6〜72 時間で、特徴的な症状は高熱（38〜40℃）である。

➡市販されている殻付き卵のサルモネラ汚染率は 0.003% である。

➡食肉や卵は十分に加熱する（75℃、1 分間以上）ことが最も有効な予防手段である。

トピックス

カメ等のハ虫類を原因とするサルモネラ症で注意喚起

ペットのカメに触れたことを原因とする「サルモネラ症」の集団発生が、米国内で繰り返し発生しているとの情報を受けた厚生労働省は「カメ等のハ虫類を原因とするサルモネラ症に係る注意喚起について」（平成 25 年 8 月 12 日事務連絡）を都道府県に通知し、ペットのカメ等による感染を予防するために、取扱い Q & A により注意を呼びかけています。

●ハ虫類の飼育水には多量のサルモネラが存在すると考える。

●飼育中のハ虫類を飼育槽から出して自由に徘徊させたり、台所に近づけない。

●ミドリガメ等のハ虫類に触れた後は必ず石けんを用いて十分な手洗いを行う。

●子どもや高齢者、免疫機能が低下した人がいる家庭等ではハ虫類の飼育を控える。

●米国では、ペットのハリネズミによるサルモネラ症も発生しており、ハ虫類と同様に取り扱いの注意が必要です。

「台湾まぜそば」を原因とするサルモネラ属菌による食中毒

2020 年 8 月中旬、滋賀県内の飲食店で生卵の黄身をのせた「台湾まぜそば」を喫食した 28 人のうち 19 人が下痢、発熱、腹痛、嘔吐などの食中毒症状を発症しました。調査の結果、患者便からサルモネラ属菌 O9 群が検出されたことから、鶏卵を原因とするサルモ

ネラ属菌による食中毒と断定されました。また、調査によって、「台湾まぜそば」に使用された鶏卵の取り扱いに不適切な点、すなわち温度管理に不備のあったことが明らかになり、鶏卵が原因の典型的なサルモネラ食中毒でした。

腸炎ビブリオ

Point

➡ 事件数、患者数ともに長年最も多く発生していましたが、1998年の839件をピークにその後は減少し、2011年以降は年間10件程度の発生になっています。

➡ 河口や沿岸に生息していて、夏季に近海物の魚介類に付着して魚と一緒に陸揚げされ、この菌が増殖した刺身や貝を食べて食中毒を起こします。発症菌量は10万個以上と考えられます。

➡ 条件が整うと一般の細菌の2倍以上の速さ（8分間に1回分裂）で急速に増殖します。

➡ 海水程度の塩分（3％前後）を好みますが、真水や酸に弱く、60℃、10分間程度の加熱で容易に殺菌できます。

➡ 耐熱性溶血毒を産生する菌株が、ヒトに対して病原性を示すと考えられています。

用語▶ 耐熱性溶血毒
　　　腸炎ビブリオの産生する耐熱性溶血毒（TDH）または耐熱性溶血毒類似毒素（TRH）には、溶血活性、腸管毒性、心臓毒性、細胞致死活性などが報告されています。

1　食品への汚染経路

（1）　沿岸海域の砂の中などに分布しており、夏季に海水温の上昇に伴い海水中で盛んに増殖します。

（2）　腸炎ビブリオを含む海水によって汚染された魚介類の体表やエラに付着して陸揚げされます。

（3）　魚介類がしっかり冷蔵されないで保管、流通すると、この間に腸炎ビブリオは増殖します。

（4）　調理加工の過程でも、手指や調理器具を介して他の食品に腸炎ビブリオを付着させてしまうことがあります（二次汚染）。

2　原因食品

（1）　腸炎ビブリオは海水中にいるため、特に魚介類（近海産のアジや

サバ、タコ、イカ、アオヤギ、アカガイなど）を使用した刺身や寿司が多くの原因になります。

(2) 特殊な例としては、魚からの二次汚染を受けた野菜の一夜漬けや塩分濃度の低いイカの塩辛などがあります。

3 ヒトへの影響

(1) 潜伏期間は約 8 ～ 24 時間程度で、主な症状は、腹痛、下痢、発熱（通常 38℃前後）、嘔吐などです。特徴は、さし込むような激痛を伴う激しい腹痛と繰り返す水様性の下痢で、脱水症状を起こすことがあります。

(2) 回復するまでの期間は 2 ～ 3 日程度ですが、正常便に戻るまでには 1 週間位かかります。

4 予防対策

(1) 腸炎ビブリオ食中毒予防のポイントは、食品での菌の増殖を防ぐことです。そのためには「温度管理」と他の食品への「二次汚染の防止」が重要です。

(2) 魚介類の流通、保存、調理の過程では 4℃以下に保管して、腸炎ビブリオの増殖機会を与えないことです。したがって、冷凍魚介類を解凍する際にも、冷蔵庫内などで行うことが大切です。

(3) 魚介類は調理前に真水で十分に洗って腸炎ビブリオを除きます。

(4) 低温管理による調理と提供を行い、刺身などの提供時にはできるだけ 2 時間以内に食べ終わるようにします。

(5) まな板やふきん、包丁は魚介類専用のものを使い、二次汚染を防ぎます。

(6) 冷蔵庫内での保管容器には蓋などをして他の食品への二次汚染を防ぎます。

➡発症菌量は 10 万個以上で、腸管に到達した腸炎ビブリオにより感染型食中毒を起こす。

➡夏季に海水温が上昇する沿岸海域や汽水域の海水や砂の中などに分布するが、外洋ではほとんど検出されない。

➡腸炎ビブリオは好塩性細菌で 1 ～ 8 ％の食塩濃度で増殖する。

➡特に 2 ～ 3 ％の食塩濃度で条件が良ければ 8 ～ 9 分ごとに分裂・増殖を繰り返す。

➡食塩が存在しない真水中では速やかに死滅する。

➡ 4 ℃以下の環境では増殖せず、60℃、10 分間の加熱で死滅する。

トピックス

「イカの塩辛」による腸炎ビブリオ食中毒

2007 年、イカの塩辛を原因として、全国 12 自治体で 620 名の患者が発生した食中毒が起きました。このイカの塩辛自体の塩分濃度が 4 ％程度と低く、従来の発酵過程のある塩辛（塩分濃度約 10％）と異なる製法のために菌の増殖を促進してしまったことが大きな原因でした。この事件を機に厚生労働省は「低塩分塩辛の取り扱いについて」（平成 19 年 12 月 10 日食安監発第 1210001 号）との通知を出して、低塩分「イカの塩辛」の取扱い方法についての注意喚起を行いました。

回転寿司で腸炎ビブリオ食中毒

2018 年 9 月中旬、東京都、神奈川県、埼玉県の大手回転寿司チェーン店から宅配またはテイクアウトをした寿司を食べた 277 名が、下痢や嘔吐などの症状を訴えました。調査の結果、生ウニから腸炎ビブリオが検出されました。これを受けて同チェーン店は、安全対策の確認と再発防止策が確立できるまで営業を自粛することになりました。

カンピロバクター属菌

Point

➡ 2019年の全国食中毒事件数は286件（患者数1,937人）でした。2015年から5年間の平均事件数は316件で、最も事件数の多い食中毒の原因となっています。毎年5月から7月に多発する傾向があります。

➡ カンピロバクターのなかで食中毒の原因となる菌は、カンピロバクター・ジェジュニとカンピロバクター・コリの2種類で、1982年から行政上の食中毒菌とされました。

➡ 家畜、動物、鶏、野鳥、ペットなどの腸管内に生息しています。

➡ 特に鶏肉の生食（鳥刺し、鳥たたき、鳥わさ、鳥レバ刺しなど）、加熱が不十分な調理を原因とする食中毒が多く発生しています。鶏肉の生食をやめることができればカンピロバクター食中毒の8割を防げるとされています。

➡ 増殖する条件には微好気性という特殊な条件が必要で、常温で空気にさらされた状態では徐々に死滅しますが、低温条件には強いため長い期間生き残ります。

➡ 400〜500個程度の比較的少量の菌で食中毒を起こす感染型の食中毒菌です。

1 食品への汚染経路

(1) カンピロバクターは、家畜、家禽（かきん）などの腸管内に存在するため、食肉は加工過程でカンピロバクターを含む糞による汚染を受けます。また、調理過程ではカンピロバクターの付着した食肉から、ヒトの手指、調理器具類などを介してサラダなどの食品への二次汚染が起こります。

(2) 鶏、牛などはカンピロバクター・ジェジュニを高率（10.3〜100％）に保菌しています。食品のなかでは、鶏肉が特に高率に汚染されていることが確認されています。

(3) 野鳥の糞や汚水が井戸や貯水槽に混入すると、水の殺菌が不十分な場合には、飲用水や調理場の水を介した大規模な食中毒が発生し

ます。

(4) カンピロバクターが付着した食肉を生、加熱不足のまま摂取することでヒトへの感染が起こります。

2 原因食品

(1) カンピロバクター食中毒の原因となった食品は、焼き鳥、鶏ささみの湯通し、鶏わさ、鶏レバ刺し、バーベキュー料理などが多く、鶏肉の生食、あるいは加熱不足が原因になっています。

(2) 鳥類、家畜の糞などの汚染を受けた沢水や未殺菌の井戸水なども感染源になります。

3 ヒトへの影響

(1) 感染から発症までの潜伏期間は1～7日（平均3日）と比較的長く、症状は発熱（38℃以下）、倦怠感、頭痛が起こり、次に吐き気、腹痛、下痢になります。発症後2日間ほどは水様性の下痢が1日に2～6回くらい起こりますが、血便はまれです。

(2) 回復するまでの期間は約1週間程度ですが、一般に大人よりも小児のほうが重症化する傾向があります。患者が死亡することはまれで、おおむね予後は良好です。

(3) カンピロバクターによる胃腸炎症状が治まって10日以上経過後に、末梢神経の麻痺を主症状とするギラン・バレー症候群を発症することがあります。

用語▶ ギラン・バレー症候群
急性突発性多発性根神経炎で、手足のしびれから四肢の麻痺、呼吸筋麻痺、脳神経麻痺などを起こし、15～20％が重症化し、死亡率は2～3％です。ウイルスや細菌に感染した後に自己抗体ができ、この抗体が自分自身の末梢神経を傷つけて手足の筋肉などを麻痺させて起こる症状です。

4 予防対策

(1) カンピロバクターは動物の腸管内にいて、食肉や内臓肉を高率に汚染しています。またわずかな菌量でも感染を引き起こします。そのため、感染予防には「十分な加熱調理」と他の食品への「二次汚染の防止」が重要です。

(2) 養鶏場や食肉処理場段階におけるカンピロバクター汚染率の低減

をはかるための衛生管理強化が重要です。

(3) 食肉（鶏肉）やレバーなどの内臓肉を生や加熱が不十分な状態で食べないことです。一般的な加熱調理は食品の中心部で75℃、1分間以上の加熱が必要です。

(4) 生肉はドリップ（解凍時の液汁）の漏出などによる他の食品への汚染を防ぐため、専用のフタ付き容器に入れて冷蔵保管します。

(5) 肉専用のまな板や包丁を用意し、使用後はすぐに洗浄、消毒して乾燥させます。

(6) 生肉を扱った後は、十分に手指を洗浄、消毒してから次の作業に移るようにします。

(7) 生肉からサラダや和え物などそのまま食べる食品への二次汚染を防ぐために、生肉の作業と調理済み食品の盛り付け作業は離れた調理台で、できるだけ作業時間をずらして行うようにします。

(8) 焼き肉や鍋料理で生肉に触れる箸、トングは専用のものを用意して、直接口に運ぶ箸とは区別して使うようにします。

(9) 未殺菌の井戸水や沢水を飲むことはカンピロバクターに感染する危険があります。井戸や貯水槽に野鳥の糞などが混入しないように衛生管理に注意し、的確に塩素消毒を行う必要があります。

●科学的データ

➡400〜500個程度の菌量で食中毒を起こす。

➡大気中では全く発育できず、酸素濃度5〜15%で発育する。

➡乾燥や熱には弱く、30℃以下では増殖できないが、冷蔵または冷凍温度下では長い期間生き残る。

➡潜伏期間は1〜7日（平均3日）と比較的長い。

➡カンピロバクターに感染したことがギラン・バレー症候群発症の原因となることがある。

➡食肉の加熱（75℃、1分間以上）とそのまま食べる食品への二次汚染の防止が重要である。

トピックス

後を絶たない学校の調理実習でのカンピロバクター食中毒

同様の食中毒が後を絶たないために2003年には「調理実習等における事故防止について」(平成15年6月11日15健安食第815号)が教育庁等関連機関に対して通知されています。しかし、学校の調理実習が関係したカンピロバクターによる食中毒は毎年のように発生しており、2012年以降の5年間で11件報告されています。また、2010年には、調理実習で提供された「かつおの刺身」によるカンピロバクター食中毒という珍しい事例が発生しました。この原因は、鶏肉を扱った後の器具やシンクを十分に洗浄・消毒しないままで次のクラスが同じ器具などを使用して「かつおの刺身」を調理したことによるカンピロバクターの二次汚染でした。

食中毒の原因としては、二次汚染によるもののほかに、鶏のささみの和え物、鶏胸肉の焼き物、鶏挽肉の揚げ物、親子丼などのメニューにおいて鶏肉の加熱不足が原因となっています。

鶏肉のすしによるカンピロバクター食中毒

2016年4月～5月に、東京都内と福岡の2会場で開催された屋外イベントで、「ハーブチキンささみ寿司」を原因とする大規模食中毒が発生しました。患者数は600人超で、表面をあぶった程度の加熱不十分な鶏肉が原因とされました。イベント会社は、夏まで開催を予定していた福島、秋田、青森、新潟での同イベントの開催を中止しました。

この事例も鶏肉の加熱不足が原因であり、食材(肉)の基本的な取り扱いを守ることの重要性がわかります。

腸管出血性大腸菌

Point

→全国の食中毒は、1996 年の事件数 87 件、患者数 10,322 人をピークに事件数、患者数ともに減少しました。2015 年からの 5 年間の事件数は 14 〜 32 件、患者数は 156 〜 456 人で推移しています。しかし、この間に、きゅうりの和え物で 10 人の患者が死亡しました。

→ヒトからヒトへの感染も起こすために「感染症の予防および感染症の患者に対する医療に関する法律」では三類感染症に分類されています。食中毒調査とは別に行われている患者発生動向調査によると腸管出血性大腸菌感染者数は年間 3,000 〜 4,000 例（無症状病原体保有者を含む）が報告されており、減少傾向は認められていません。

→牛などの家畜の腸管内に生息しているために、肉類とその加工品の衛生的な取り扱いが重要ですが、糞尿を介して汚染された野菜や水を原因とする食中毒にも注意が必要です。

→ベロ毒素（VT）を産生し、出血性腸炎、消化管合併症、溶血性尿毒症症候群（HUS）などの重篤な症状を引き起こします。

→ベロ毒素を産生する腸管出血性大腸菌には約 100 種の血清型が存在し、O157 による食中毒の発生が最も多いですが、O26、O111、O103、O145 などによる事例も発生しています。

→11〜50 個程度の少量の菌で食中毒を起こす感染型の食中毒菌です。

用語▶ ベロ毒素（VT）
VT 1 と VT 2 の 2 種の毒素があります。VT 1 毒素は志賀赤痢菌毒素と同一であり、性状の異なる VT 2 毒素は VT 1 より毒性が強いものです。
分離された VT 産生大腸菌はその毒素産生性によって VT 1 単独、VT 2 単独、および両毒素産生の VT 1&VT 2 の 3 種のタイプに区別されます。
溶血性尿毒症症候群（HUS）
大腸菌が作る毒素（ベロ毒素）は、赤血球や腎臓、さらには脳にまで作用して溶血性尿毒症症候群（HUS）を起こし、急性腎不全、慢性腎不全、脳症などの原因となります。

1 食品への汚染経路

(1) 牛や羊などの反芻動物が腸管出血性大腸菌を保菌しており、これらの動物の糞便中の菌が食肉や水を汚染して感染源となることが多く見られます。

(2) 浄化槽の汚水や牧場からの排水中の腸管出血性大腸菌が井戸水に混入し、水の殺菌が不十分な場合には飲用水や調理場の水を介した食中毒が発生します。

(3) 腸管出血性大腸菌に感染している調理従事者が感染の自覚症状がないまま食品を調理し、食品への汚染を起こすことがあります（不顕性感染）。

(4) 調理場内において、食肉類の取り扱いが悪いために他の食品や調理器具類を汚染し、二次汚染による食中毒を引き起こします。

用語 ▶ | 不顕性感染

細菌やウイルスなどの病原性のある微生物に感染しても何ら症状を示さず、自覚症状もない状態を不顕性感染、非発症性感染あるいは健康保菌といいます。ヒトからヒトへの感染というより、ヒトを介した二次汚染に注意が必要です。

---

2 原因食品

(1) 腸管出血性大腸菌が付着した肉や内臓肉が直接の原因食品となるほかに、二次汚染されたあらゆる食品が原因食品となります。

(2) これまでに原因となった食品としては、牛レバー刺し、ユッケ、焼肉、牛ハツ刺、ハンバーグ、角切りステーキ、牛ホルモン、カルビ、ローストビーフ、バーベキュー肉などの肉類、飲料水、井戸水、湧き水などの殺菌が不十分な水、和風キムチ、かぶやきゅうりの浅漬け、白菜漬け、なすと大葉のもみ漬けなどの野菜の漬け物、貝割れ大根、千切りキャベツ、きゅうりの和え物などの野菜類、団子・柏餅、サンドイッチ、いくらの醤油漬けなどがあります。

(3) 2003〜2006年における牛枝肉からのO157検出率は、1.2〜5.2%でした。

3 ヒトへの影響

(1) 感染から発症までの潜伏期間は平均1〜10日で、初期の症状は軽度な胃腸炎状状で風邪の症状に似ています。しかし、O157感染者の約3〜6割は重症化し、出血性腸炎となって激しい腹痛、水様性

下痢、鮮血便を伴います。さらに症状が悪化すると消化管合併症（腸管壊死、穿孔、腸重積、直腸脱）や溶血性尿毒症症候群（HUS）などの重篤な症状を引き起こします。

(2)　重症化すると2週間から数か月の入院加療が必要となり、HUSを発症すると無尿症やけいれんなどの神経症状が残ることがあります。特に子どもや高齢者は重症化しやすいので注意が必要です。

4　予防対策

(1)　腸管出血性大腸菌による食中毒を防ぐためには、牛肉などの食肉に付着する菌による直接的な感染を防ぐことと、ヒト、食材、調理器具を介した食品への二次汚染の防止を確実に行う必要があります。

(2)　牛肉、ハンバーガー、サイコロステーキ、レバーなどを生や加熱不足な状態で食べないことです。食肉の加工品は中心部で75℃、1分間以上の加熱を行うことが重要です。

(3)　生肉を保管する際には、専用のフタ付き容器に入れて冷蔵し、ドリップの漏出などによる他の食材への汚染を防ぎます。

(4)　まな板や包丁などの調理器具類は、肉用、野菜や果物用、魚用などそれぞれの食品別に用意してできるだけ兼用を避け、使用後はよく洗浄し、消毒するようにします。

(5)　生で食べる野菜、果物類は、流水でよく洗浄し、必要に応じて次亜塩素酸ナトリウム液による消毒を行うようにします。

(6)　調理作業前、生肉を扱った後、トイレを利用した後には、専用の手洗い設備で十分に手指を洗浄、消毒してから作業を行うようにします。

(7)　生肉の作業と調理済み食品の盛り付け作業は離れた調理台で、作業時間をずらして行うようにして、生肉からサラダや和え物などそのまま食べる食品への二次汚染を防ぎます。

(8)　焼き肉や鍋料理で生肉に触れる箸、トングは専用のものを用意して、直接口に運ぶ箸とは区別して使うようにします。

(9)　未殺菌の井戸水や沢水をそのまま調理に使用することは避け、定期的に水質検査を受け、確実に殺菌された飲用に適した水を使うようにします。

(10)　乳幼児や高齢者は肉の生食は避けるようにします。

➡腸管出血性大腸菌は「感染症の予防及び感染症の患者に対する医療に関する法律」では三類感染症に分類されている。

➡11〜50個程度の少量の菌で食中毒を起こし、ヒトからヒトへの二次感染にも注意が必要である。

➡腸管出血性大腸菌にはO157以外にO26、O111、O103、O145など約100種の血清型が存在する。

➡腸管出血性大腸菌はベロ毒素（VT）を産生する。

➡HUSなどの重篤な症状を引き起こし、死に至ることがある。

➡感染から発症までの潜伏期間は平均1〜10日である。

➡食中毒予防のためには、食肉の十分な加熱（75℃、1分間以上）、調理器具類の使い分けと消毒、十分な手洗いの実施が重要である。

トピックス

O157感染した実習用飼育牛から生徒4人に感染

2013年9月、宮城県内の病院に下痢や腹痛などの症状で農業高校の生徒2人が入院しました。その後、同校の他の生徒2人もO157に感染していることがわかりました。調査の結果、同校が実習用として飼育する乳牛7頭すべてがO157に感染していました。
O157の具体的な感染ルートは特定できませんでしたが、実習用の飼育牛から実習を行った生徒への感染が強く疑われました。

トピックス

20年間も続いていたO157の「悲劇」

大阪・堺市で1996年に発生した病原性大腸菌O157による集団食中毒で、女性患者の一人が、20年余の闘病生活の末に後遺症で亡くなりました。
貝割れ大根が原因とされた当時の食中毒患者総数は9,523人にのぼり、そのうちの小学児童は市外の患者も含めて7,892人でした。当時、感染した児童のうち3人が死亡しています。
亡くなった女性は25歳、食中毒発生当時は小学1年生で、HUSの後遺症のため「腎血管性高血圧」と診断されました。腎臓の動脈が狭くなり、高血圧につながる病気で、長年にわたって治療を続けて

きました。しかし、2015年10月、腎血管性高血圧が原因による脳出血で亡くなりました。

食中毒に感染しても症状が治まる人が大半ですが、長年後遺症に苦しみ、場合によっては長い年月が過ぎた後でも死に至るリスクがあることを、肝に銘じなければなりません。

きゅうりの和え物による O157 食中毒

2016年8月、東京都と千葉県の高齢者施設で腸管出血性大腸菌 O157 による集団食中毒が発生し、施設入所患者84名のうち70歳から90歳の10名が死亡しました。東京都と千葉県におけるそれぞれの患者便と共通食の「きゅうりのゆかり和え」から同じ遺伝子型の O157 が検出されたため、2施設の食中毒は「きゅうりのゆかり和え」を共通原因とする食中毒と考えられました。

本事例発生後、「大量調理施設衛生管理マニュアル」の改正があり、若齢者や高齢者に野菜および果物を加熱せずに供する場合には、殺菌を行うこととの文言が加えられました。

その他の病原大腸菌（腸管出血性大腸菌を除く）

Point

➡ 大腸菌はヒトや動物の腸管に存在して、ほとんどの菌は病原性がありません。しかし、いくつかの大腸菌はヒトに対して下痢(げり)などの胃腸炎症状を起こすことがあり、これらを病原大腸菌と呼びます。

➡ 病原大腸菌は病原性の特徴により、腸管出血性大腸菌を含む次の6種類に分類されます。①腸管病原性大腸菌、②腸管侵入性大腸菌、③腸管毒素原性大腸菌、④腸管凝集接着性大腸菌、⑤分散接着性大腸菌、⑥腸管出血性大腸菌

➡ 病原大腸菌は食品や水を介してヒトに食中毒を起こし、衛生環境の整わない発展途上国における乳幼児下痢(げり)症の主な原因となっています。

1　食品への汚染経路

(1)　患者や家畜などの糞便に汚染された食品や水を摂取することにより病原大腸菌食中毒を起こします。

(2)　乳幼児は病原大腸菌に対する感受性が高く、保育施設内で、手指、共通の玩具、床などを介して接触感染を起こすこともあります。

2　原因食品

直接的、間接的に糞便中の大腸菌によって汚染されたいろいろな食品と水が原因となります。

3　ヒトへの影響

潜伏期間や症状は菌の種類によって異なります。発症菌量も100～1,000個程度であると推定されます。

①腸管病原性大腸菌：水様性下痢(げり)、腹痛、発熱を伴い、サルモネラ属菌とよく似た急性胃腸炎症状を起こします。発展途上国における乳幼児下痢(げり)症の主要原因菌です。日本においても、毎年5～10件の本菌による食中毒が発生しています。

②腸管侵入性大腸菌：腸の細胞内に入り込み、血便、腹痛、発熱を伴う赤痢のような症状を起こします。日本では海外渡航者から検出されることがあります。

③腸管毒素原性大腸菌：腸管内で作り出される毒素により、コレラのような激しい水様性の下痢と腹痛を起こします。熱帯地域における下痢症の主な原因菌で、特に発展途上国では乳幼児死亡の重要な原因として知られます。感染経路は不衛生な水を介したものが多いと考えられます。

④腸管凝集接着性大腸菌：腸の細胞に凝集接着して毒素を作ることにより、2週間以上持続する下痢と腹痛が特徴です。一般には粘液を含む水様性下痢が多く、嘔吐は少ないです。東南アジア、南米などの乳幼児の慢性的な下痢症患者から検出されます。

⑤分散接着性大腸菌：先進国では原因が特定できない腸管病原体の大きな部分を占めると推察されています。幼児の下痢症との関連が示唆されています。血便を伴わない水様性下痢が特徴です。

4 　予防対策

(1) 　生野菜はよく洗い、食肉は中心部まで十分に加熱（75℃、1分間以上）して食べるようにします。

(2) 　水道水以外の水を飲用や調理に使う場合には、確実に消毒されたことを確認して使います。特に衛生環境が整っていない海外旅行時には注意が必要です。

(3) 　調理器具類を使用後はすぐに洗浄、消毒して乾燥させます。

(4) 　調理や事の前には十分に手指を洗浄して二次汚染を防ぐようにします。

●科学的データ
➡発症菌量は、100～1,000個程度と推定される。
➡病原大腸菌は病原性の特徴により、腸管出血性大腸菌を含む六つに分類される。
➡患者や家畜などの糞便に汚染された食品や水を摂取することにより病原大腸菌食中毒を発症する。
➡病原大腸菌は、衛生環境の整わない発展途上国における乳幼児下痢症の主な原因となっている。

トピックス

北海道の刑務所で受刑者 516 人が腸管凝集接着性大腸菌と腸管毒素原性大腸菌による食中毒

2013 年 9 月中旬、道内の刑務所で 20 ～ 70 歳台の受刑者 1,100 名中 516 人が、下痢、腹痛、発熱（37.0 ～ 39.0℃）等の症状を示す集団食中毒がありました。過去 10 年間に道内の刑務所で起きた食中毒のなかで患者数が最多の事件になりました。

担当保健所が調べたところ、患者の便からは大腸菌 O148 や O44、O167 など数種類の病原大腸菌が検出されました。原因食としては、刑務所内の炊事場で作られた食事が推定されましたが、原因食材の特定まではできませんでした。

今回の食中毒事例からは、病原大腸菌のうちの腸管凝集接着性大腸菌と腸管毒素原性大腸菌が検出されました。

学校給食を食べて生徒ら 2,958 人が病原性大腸菌 O7：H4 による食中毒

2020 年 6 月下旬、埼玉県内の小中学校で、児童・生徒 2,795 人と教職員等 163 人の計 2,958 人が、下痢や腹痛の症状を示しました。担当保健所が調べたところ、患者らは共通して給食に提供された海藻サラダを摂食しており、患者の便および海藻サラダの原材料のひとつであるのりから大腸菌 O7：H4 が検出されました。学校で提供された給食を原因とする病原性大腸菌 O7：H4 による食中毒と断定されました。

ブドウ球菌（黄色ブドウ球菌）

Point

➡ ブドウ球菌による全国の食中毒は、1980 年代半ばまでは細菌性食中毒事件数の 30% 前後（200 事例以上）を占めていましたが、2015 年からの 5 年間の事件数は平均 28 件で、サルモネラ属菌による食中毒とほぼ同じ件数になっています。

➡ 自然界に広く分布していますが、ヒトの傷口（化膿創）、おでき、にきびや健康なヒトの喉、鼻の中、皮膚、毛髪、腸管などにも存在します。家畜、動物、鶏、野鳥、ペットなどの腸管内にも存在しています。

➡ 食品の中で増殖する時にエンテロトキシンという毒素を産生します。この毒素を食品と一緒に食べることにより食中毒を起こします。毒素型の食中毒の代表格です。

➡ エンテロトキシンは熱（100℃、30 分間の加熱）にも酸にも壊れにくい性質をもっており、一度食品中にできてしまったエンテロトキシンは通常の調理方法で壊すことはできません。

用語▶ エンテロトキシン
ブドウ球菌が産生するエンテロトキシンは耐熱性があり、100℃、30分間の加熱でも無毒化することはできません。油で 200℃以上、30 分間程度の加熱でようやく壊すことができます。
食品中に産生されたエンテロトキシンは胃液中の酸や消化酵素で分解されることなく、そのまま胃や小腸で吸収されるので、短時間でブドウ球菌食中毒特有の激しい吐き気、嘔吐を起こします。

1 食品への汚染経路

(1) ブドウ球菌はヒトの手指から食品に付着し、食品中で増殖することによってエンテロトキシンを作り出して食中毒を起こします。特に、穀類およびその加工品でブドウ球菌が増殖して食中毒を起こすことが多いようです。

(2) 食中毒発症に必要な菌量は食品 1 g 中に 10 万個以上で、菌が増殖することによって作り出されたエンテロトキシンが原因となって

食中毒を起こします。

(3) ブドウ球菌自体は、加熱（75℃、1分間以上）では死滅しますが、酸性やアルカリ性の強い条件下や塩分濃度が高い食品中でも生育でき、いろいろな食品中で増殖することができる手強い食中毒菌であるといえます。

2　原因食品

おにぎり、弁当、調理パン、和菓子、シュークリームなど手作業で製造される食品が原因となる傾向があります。

3　ヒトへの影響

(1) 感染から発症までの潜伏期間は1～5時間（平均3時間）と短く、症状は吐き気、嘔吐の後に腹痛、下痢を起こします。エンテロトキシンによる激しい嘔吐が特徴で、38℃以上の高熱症状はほとんどありません。

(2) 症状は数時間程度続くことが多く、24時間以内には回復し、比較的に予後も良好です。

4　予防対策

(1) 手指に傷や手荒れのあるヒトは、直接に食材や食品、調理場内の器具、設備に触れないようにします。

(2) 健康なヒトでも高い割合（約40％）でブドウ球菌を保菌していますので、調理作業に携わる際の手指の洗浄・消毒を確実に行います。

(3) 食品の保存温度や保存時間に注意して、ブドウ球菌が増殖して毒を作る機会を与えないようにします。

(4) 食品は十分に加熱（75℃、1分間以上の加熱条件）して提供し、なるべく早く食べ終わるようにします。

(5) 合成樹脂製の使い捨て手袋を上手に活用することは、ブドウ球菌による食品汚染を防止するために有効です。しかし、手袋をしたまま原材料に触れたり、調理済み食品に触れるなどして間違った使い方をしないように注意する必要があります。

➡10万個程度の菌量で食中毒を起こす。

➡健康なヒト（約40%）を含め、自然界に広く分布する。

➡ブドウ球菌自体は、加熱（75℃、1分間以上）で死滅する。

➡エンテロトキシンは耐熱性で、100℃、30分間の加熱でも無毒化できない。

➡感染から発症までの潜伏期間は1〜5時間（平均3時間）と短い。

➡症状はエンテロトキシンによる激しい嘔吐が特徴である。

トピックス

避難所に提供のおにぎりで食中毒

2016年5月上旬、熊本県内の避難所（小学校）で配布されたおかかおにぎりを食べた避難者と児童34人が吐き気、下痢などの症状を訴えました。保健所の調査の結果、患者便、嘔吐物や食品からブドウ球菌のエンテロトキシン産生株が検出されたことから、本件をブドウ球菌による食中毒と断定しました。このおにぎりは、飲食店でボランティアの人々が調理し、保温効果のある発泡スチロール製の容器に入れて運んだことがわかっています。容器内の温度が菌の増殖に適していたため、調理後から摂食までに菌が増殖してしまったものと指摘されています。この事例から、ボランティアなどの支援者に対しても食事提供のルール等を啓発する必要性があることがうかがわれます。

ボツリヌス菌

Point

➡全国での事件件数自体は少ないのですが、死に至る危険性の高い食中毒です。しかし、抗毒素療法が導入されて以降、致死率は導入前の約30％から約4％にまで低下しました。

➡芽胞（がほう）の状態で、土壌、海や河川等の泥の中などの自然界に広く分布しています。このため、農作物、家畜、魚介類にも存在します。

➡熱や消毒薬にも強い芽胞（がほう）を作ります。

➡ボツリヌス菌は酸素のない状態（嫌気性）の食品中で増殖し、ボツリヌス毒素（神経毒）を作り出します。このボツリヌス毒素は80℃、30分間あるいは100℃、数分間以上の加熱で無毒化できます。

➡ボツリヌス毒素は抗原性の違いによりA～G型に分類されますが、食中毒は主にA、B、E型によって起きます（表2-8）。

➡食品中で増殖したボツリヌス菌が作り出すボツリヌス毒素によって起こる毒素型食中毒の原因菌です。

1 食品への汚染経路

　ボツリヌス菌は広く自然界に分布しており、肉、魚、野菜などの食材に付着した状態で加工され、その過程で菌が増殖しやすい嫌気状態が存在すると、食品中でボツリヌス毒素が産生されて食中毒を起こします。

2 原因食品

（1）　ボツリヌス菌食中毒の原因となった食品は、過去にはいずし、缶詰、瓶詰食品が原因となることが多かったのですが、1984年の食中毒事件の原因となった辛子れんこんは真空パック詰めされた食品でした。最近では、井戸水、自家製鮎ずし、あずきばっとう（ぜんざいの餅の代わりに平打ちのうどんが入った食品）を原因とする食中毒が発生しています。

（2）　完全な加圧加熱殺菌がなされていない食品で、嫌気状態を保つ真空包装形態の食品（レトルト類似食品）が原因となりやすい特徴があります。

表 2-8　ボツリヌス菌の性状による分類

性状	群別			
	Ⅰ群	Ⅱ群	Ⅲ群	Ⅳ群
毒素型	A、B、F	B、E、F	C、D	G
たんぱく分解性	＋	－	＋または－	＋
芽胞の耐熱性	120℃、4分	80℃、6分	100℃、15分	121℃、1.5分
発育至適温度	37℃	30℃	40〜42℃	37℃
最低発育温度	10℃	3℃	15℃	10℃
増殖の最低 (pH)	4.6	4.8	ND	ND
増殖の最低 (Aw：水分活性)	0.94	0.97	ND	ND

ND：データなし

出典：食品安全委員会ファクトシート（平成 30 年 2 月 13 日更新）

3　ヒトへの影響

(1)　感染から発症までの潜伏期間は 8 〜36 時間で、初期症状は吐き気、嘔吐、下痢などの胃腸炎症状を示します。しかし、その後にボツリヌス毒素特有の神経麻痺症状が現れ、視力障害、言語障害、嚥下困難などのほか四肢の麻痺が現れ、最悪の場合には呼吸困難で死亡する場合があります。

(2)　回復するまでの期間は、通常は数日から数週間かかりますが、長期化すると 1 年以上を要する場合もあります。

(3)　芽胞の状態で取り込まれたボツリヌス菌が 1 歳未満の乳児の腸管内で増殖して毒素をつくり出すことで発症する「乳児ボツリヌス症」（感染型食中毒）があります。ハチミツが原因であることがわかっており、腸管内が未発達な 1 歳未満の乳児にはハチミツを与えないようにしましょう。

乳児ボツリヌス症は、1歳未満の乳児にみられるボツリヌス症です。一般的なボツリヌス食中毒は耐熱性の芽胞菌であるボツリヌス菌が瓶詰めなど空気にふれにくい食品の中で繁殖するときに毒素を作り、その毒素が蓄積された食品を食べた人が重篤な神経症状に襲われるものです。ところが、乳児の場合には食品に含まれるボツリヌス菌自体が乳児の腸管内で発芽・増殖して毒素を作ってしまうことで発症します。

乳児ボツリヌス症の予防のためには、1歳未満の乳児には、ボツリヌス菌の芽胞に汚染される可能性のある食品（ハチミツ等）を与えないことが重要です。

4　予防対策

(1)　食材は新鮮な材料を用い、よく洗浄するようにします。

(2)　食品原材料中のボツリヌス芽胞による汚染を防ぐことは困難ですので、長期保存する食品は加工工程で芽胞を死滅させるのに十分な加圧加熱殺菌（120℃、4分間以上）を行うことです。

(3)　ボツリヌス菌が生育できない状態（水分活性（＜0.94）、pH（＜4.6）、温度（＜10℃））で食品を保存することでボツリヌス毒素の産生を防ぐことです。

(4)　真空パック詰めされた食品や缶詰が膨張していたり、異臭が感じられるときには食べないようにします。

(5)　ボツリヌス毒素は加熱することで壊すことができますので、喫食前に食品を80℃、30分間あるいは100℃、数分間以上の加熱処理を行います。

●科学的データ

➡ボツリヌス菌食中毒による致死率は高かったが抗毒素療法の導入後、約30％から約4％にまで低下した。

➡ボツリヌス毒素は80℃、30分間あるいは100℃、数分間以上の加熱で壊すことが可能である。

➡感染から発症までの潜伏期間は8～36時間であるが、最悪の経過を辿ると死に至ることがある。

➡芽胞による汚染を受けたハチミツなどが原因となって乳児が感染すると、乳児ボツリヌス症となる。

トピックス

乳児ボツリヌス症による死亡事例

2017年3月、乳児ボツリヌス症により生後6か月の乳児が死亡しました。日本では、初めての乳児ボツリヌス症による死亡事例となりました。

日本では1986年、ハチミツが原因となって乳児がボツリヌスA型菌食中毒となる事例が発生しました。これ以降、厚生労働省は1歳未満の乳児にハチミツを与えないことを各自治体に通知していました。

概要

乳児は、せき、鼻水等の症状を呈していましたが、けいれん、呼吸不全等の急激な症状を呈したため、2017年2月下旬に医療機関に救急搬送されました。

この乳児は、発症の約1か月前から、離乳食として市販のジュースにハチミツを混ぜたものを飲んでいたことがわかりました。また、検査の結果、乳児の糞便および自宅に保管していたハチミツ（開封品）から、ボツリヌス菌が検出されました。入院から1か月あまり経った3月末に乳児はボツリヌス菌による食中毒が原因で死亡しました。

ウェルシュ菌

Point

➡2019 年までの 5 年間におけるウェルシュ菌による全国の食中毒発生件数は、年平均 27 件でしたが、1 件当たりの平均患者数は 50 人で他の細菌性食中毒に比べて非常に大規模となる傾向があります。また、一時に大量の調理をする給食施設での食中毒が多いために「給食病」との異名があります。

➡ヒトや動物の腸管内、土壌や水中などの環境中に広く分布しています。

➡酸素のあるところでは増殖できない偏性嫌気性菌で、環境の変化により耐熱性の芽胞(がほう)を作ります。この芽胞は、乾燥、加熱 (煮沸)、各種消毒剤に耐性を示し、自然環境中では長い期間生き残って、条件が整うと発芽して増殖します。

➡ウェルシュ菌は小腸で増殖し、芽胞(がほう)を作るときにエンテロトキシンという毒素をつくり出すために発病する食中毒菌です。

1 食品への汚染経路

(1) ウェルシュ菌は、肉類、魚介類、香辛料などに多く付着しています。よって、食材とともに加熱調理食品中に入り込むことになります。

(2) 耐熱性のウェルシュ菌芽胞(がほう)は、100℃、1 ～ 6 時間の加熱にも耐えるため、食中毒は主に耐熱性芽胞(がほう)により起こります。

(3) 大量に加熱調理された食品中からは空気が追い出され、嫌気状態になります。

(4) 加熱調理食品が放冷されて嫌気状態のなか、50℃位の温度まで下がると芽胞(がほう)が発芽を始め、43～45℃でウェルシュ菌が最もよく増殖します。

(5) ウェルシュ菌が増殖してしまった加熱調理食品を食べることにより、ウェルシュ菌は小腸まで達し、そこでエンテロトキシンを作って食中毒を起こします。

用語▶ 発芽

環境が良好になると、芽胞（がほう）が発芽します。芽胞（がほう）の殻を破り、増殖型の細胞が伸びだす様子は、植物の種が発芽して芽を出すのと全く同じです。

2 原因食品

原因食品の多くは、煮物、カレー、シチュー、スープ、肉じゃが、麺つゆなどで、肉や魚介類を原料として加熱調理された食品です。これらの食品は、大鍋や深底の寸胴鍋などで大量に調理された後に、そのまま室温で放冷、保管されたもので、嫌気状態となった食品の内部でウェルシュ菌が増殖します。

3 ヒトへの影響

感染から発症までの潜伏期間は6～18時間で、ほとんどの場合は12時間以内に水様性下痢（げり）が始まります。腹部の膨満感が特徴で、腹痛、下痢（げり）を起こしますが、発熱はほとんどありません。症状は重くならずに、1～2日ほどで回復します。

4 予防対策

(1) 肉などの加熱前の食材は衛生的に取り扱い、できるだけウェルシュ菌汚染の機会を少なくします。

(2) できるだけ前日調理を避け、加熱調理後は素早く提供するようにします。

(3) 大量に加熱調理をした場合には、そのまま室温に放置せずに小分けして空気に触れる機会を増やすとともに、素早く冷却します。ウェルシュ菌の増殖しやすい20～50℃の温度域を速やかに通過させて冷却することと、撹拌しながら冷却することにより空気との接触を増やすことが重要です。

(4) 食品を保存する場合には、10℃以下の冷蔵か55℃以上で保管して菌の増殖を抑制します。

(5) 保管した食品を再加熱する場合には、中心部まで十分に煮沸して、増殖したウェルシュ菌を殺菌するようにします。

➡食中毒は、菌が1g当たり10万個以上に増殖した食品を喫食することで発症する。

➡1件当たりの患者数が多く、給食施設での食中毒が多いために「給食病」との異名がある。

➡ウェルシュ菌は、嫌気性条件下の43〜45℃の温度域で最もよく増殖する。

➡感染から発症までの潜伏期間は6〜18時間で、ほとんどの場合は12時間以内に水様性下痢が始まる。

セレウス菌

Point

→ 2019年までの5年間におけるセレウス菌食中毒の全国事件数は、年平均7件で多くはありませんが毎年発生しています。

→ 土壌、水中など自然界に広く分布し、農産物、畜産物、水産物などを汚染しています。特に米、麦などの穀類の汚染率が高い傾向があります。

→ セレウス菌は100℃、30分間の加熱にも死滅しない耐熱性の芽胞（がほう）を作るために食品とともに加熱調理されても生き残り、その後に生育環境が整えば芽胞（がほう）から増殖して毒素（セレウリド、エンテロトキシン）を産生します。

→ セレウス菌が産生する毒素の種類によって症状が異なり、セレウス菌による食中毒は嘔吐型（おうと）と下痢型（げり）の二つのタイプに分類されますが、日本ではほとんどが嘔吐型（おうと）です。

→ 嘔吐型（おうと）は、セレウス菌が食品中で増殖して耐熱性の嘔吐毒素（おうと）（セレウリド）を産生し、これを食品と一緒に食べることにより起こる食中毒です。

→ 下痢型（げり）は、食品中のセレウス菌が食品と一緒に腸管内に到達し、さらに増殖して下痢毒素（げり）（エンテロトキシン）を産生することにより起こる食中毒です。

1 食品への汚染経路

(1) セレウス菌は芽胞（がほう）の形で土壌環境中に広く分布していて、農産物である米、麦、豆などの穀類に付着しています。

(2) 加熱食品中に生き残った芽胞（がほう）が、室温に放置された米飯や茹でたパスタの中で発芽して増殖することにより食中毒の原因となります。

(3) セレウス菌によって嘔吐毒素（おうと）（セレウリド）が作られてしまった食品を再度加熱しても、毒素は耐熱性があるために破壊されず、食中毒を起こします。

2　原因食品

嘔吐型の食中毒の原因食品は、チャーハン、オムライス、ピラフ、パスタ類などの穀類を用いて調理した食品です。加熱調理後に常温放置したために食品中で菌が増殖したことによって食中毒が起こります。

3　ヒトへの影響

(1)　わが国で多い嘔吐型の場合の感染から発症までの潜伏期間は 0.5 〜 6 時間で、吐き気、嘔吐、腹痛をともない、ブドウ球菌食中毒に類似した症状を示します。セレウス菌が食品中で増殖する際に嘔吐毒素が産生され、食品とともにこの毒素が体内に取り込まれることにより吐き気や嘔吐の症状を起こします。

(2)　下痢型の食中毒の場合には潜伏期間は 8 〜16 時間で、腸管内で作り出された下痢毒素（エンテロトキシン）によって、下痢、腹痛が主症状のウェルシュ菌食中毒に似た症状を起こします。

4　予防対策

(1)　予防の重要なポイントはセレウス菌の増殖を防止することです。

(2)　生米はセレウス菌の汚染率が高いので、使用前に十分な水で洗米して菌をできるだけ除去します。

(3)　ご飯や茹でたスパゲッティーは、室温に 2 時間以上置かないようにしてセレウス菌が増殖をする時間を与えないようにします。保管する場合には、調理後速やかに冷蔵庫などで低温（10℃以下）保存するか、セレウス菌が増殖しない 55℃以上で温蔵します。

(4)　炊飯器などの器具類の使用後は毎回隅々までよく洗浄して、セレウス菌の芽胞が汚れとともに付着していないように注意します。

● 科 学 的 デ ー タ ●

➡米飯や麺類を油で調理した食品でセレウス菌による食中毒が起こりやすい。

➡セレウス菌が 1 g 当たり 10 万個以上に増殖した食品を喫食して食中毒を起こす。

➡セレウス菌による食中毒は産生される毒素の違いによって嘔吐型と下痢型の二つのタイプに分類される。

➡100℃、30 分間程度の加熱調理を行っても、セレウス菌の芽胞を完全に死滅させることはできない。

➡いったん、食品中に作られた嘔吐毒素（セレウリド）は耐熱性があるため、食べる前に再度加熱しても破壊されない。126℃、90 分間の加熱でも失活しない。

➡嘔吐型食中毒の発症までの潜伏期間は 0.5〜 6 時間、下痢型の食中毒の場合には、潜伏期間は 8 〜16 時間である。

リステリア・モノサイトゲネス

Point

➡土壌、河川、下水や家畜、家禽、野生動物、魚類など自然界に広く分布しており、生乳、生肉、植物などから普通に分離されます。

➡日本では 2001 年に北海道で、ナチュラルチーズを原因とするリステリア食中毒が発生していたことが確認されています。食中毒例は 1 例だけですが、散発的にリステリア症患者が発生していることも事実です。

➡日本でのリステリア・モノサイトゲネス（リステリア）による食品の汚染率は欧米とほぼ同様であり、食品を介した感染に注意する必要があります。

➡リステリアの発育温度域はおよそ 0～45℃と広く、4℃以下の低温でも増殖が可能なため冷蔵庫内でも増殖します。また、他の細菌に比べて耐塩性が強く、11.5% の食塩濃度でも増殖します。

➡加熱殺菌（65℃、数分間の加熱）は、他の多くの食中毒菌と同様に有効です。

➡リステリアは細胞内寄生性細菌であり、感染した細胞内でも増殖します。

1　食品への汚染経路

(1)　リステリアに感染した家畜の排泄物が、土壌、農業用水、サイレージなどの農場環境を汚染し、環境を通じてヒトの食品原材料となる野菜または動物性食品（乳、食肉）が汚染されます。汚染堆肥の耕作地への施肥による野菜の汚染なども報告されています。

(2)　リステリアの汚染を受けた食材が、農場、食品工場、小売店、飲食店等において不適切な取り扱いを受けると各種食品への汚染が拡大してしまいます。

(3)　食品の製造ラインなどに定着し、長期にわたり食品を汚染し続けて食中毒の原因となることがあります。

2　原因食品

　ソーセージなどの食肉加工品、未殺菌乳、ナチュラルチーズ、バターなどの乳製品、野菜サラダ、スモークサーモンなど原因食品は多彩です。特に乳製品および食肉加工品、調理済み食品（RTE：Ready-To-Eat）で、長期間低温保存可能な食品が原因となる傾向があります。

　リステリアが増殖できるナチュラルチーズや非加熱食肉製品の規格基準では、流通・保存温度は6℃以下（2〜4℃以下が望ましい）とされています。

3　ヒトへの影響

(1)　潜伏期間は24時間から数週間と幅が広い傾向があります。
(2)　一般的には急性胃腸炎症状よりも、倦怠感、弱い発熱などを伴うインフルエンザのような症状を示し、健康な成人では無症状のまま経過することも多くあります。
(3)　妊婦（胎児）、新生児、高齢者および免疫力が低下しているヒトは、髄膜炎や敗血症などの全身性の症状を示し、重篤な症状になりやすいので注意が必要です。
(4)　ヒトに対して細胞内寄生性を有する細菌です。

用語▶│ 細胞内寄生性細菌
　　　　一般的に細胞内に侵入した菌は食細胞によって取り込まれて殺菌されます。ところが、この菌は細胞の中で殺されず、増殖することができます。さらには増殖後に隣接する細胞にも侵入して伝播していきます。

4　予防対策

(1)　リステリアは冷蔵庫の中でもゆっくりと増殖するので、特に食肉類は冷蔵庫内に長期間保存しないようにします。
(2)　生肉やその肉汁、野菜が、冷蔵庫内で調理済み食品に接触しないようにします。
(3)　生野菜は食前に十分に洗浄します。
(4)　生の肉に触れた手は洗います。
(5)　生の肉に使った調理器具は、使用後はすぐに洗浄して消毒します。
(6)　包丁やまな板は用途別に用意して、食材ごとに使い分けます。
(7)　リステリアは加熱（65℃、数分間）で死滅するので、肉類はよく加熱調理します。

(8) 妊婦や高齢者などは、ナチュラルチーズなどの未殺菌の乳製品や生ハム、ミートパテなどの飲食は控えるようにします。

◖科 学 的 デ ー タ

➡リステリアの発育温度域はおよそ 0 〜45℃と広く、 4℃以下の低温でも増殖が可能である。

➡リステリアの D 値は、50℃において十数分〜数時間、60℃では約 0.6〜17 分、70℃では約 1.4〜16 秒程度であることが報告されており、加熱は有効な殺菌方法である。

➡発症までの潜伏期間は 24 時間から数週間と幅が広い。

➡耐塩性が強く、11.5％食塩濃度下でも増殖が可能である。

トピックス

「エノキダケ」でも諸外国ではリステリア食中毒が発生しています。

リステリアによる食中毒は、日本では馴染みがありませんが、欧米では、毎年、死者を伴う食中毒が発生しています。

2020 年 3 月上旬に米国では韓国産のエノキダケを原因とするリステリア食中毒が発生し、36 人の感染者がでました。そのうち 4 人が死亡し、また妊婦の症例（6 例）では、 2 人が流産しました。リステリアは加熱に弱いため、エノキダケを生で食べる習慣のない日本では、このような食中毒が起こる可能性は極めて低いと言えますが、輸入食品の中には、日本での食習慣とは異なる方法で加工されたものもありますので、注意が必要です。

エルシニア・エンテロコリチカ

Point

➡ 日本におけるエルシニア・エンテロコリチカ（エルシニア）による食中毒は、2004年に1件（原因：リンゴサラダ）、2012年に3件（原因：簡易水道1件、旅館の食事2件）、2013年に1件（原因：寮の食事）、2014年に1件（原因：仕出し料理）、2016年に1件（原因：仕出し弁当）、2017年に1件（原因：配達弁当）で、近年は年に1件発生しています。これまでの事例では、給食、旅館、仕出し弁当など、大量調理施設で提供した食事を原因とするものが多い傾向があります。

➡ ヒト、家畜、イヌ、ネコ、ネズミなどの腸管内や土壌中、地下水などの自然環境中に存在しています。特にブタはエルシニアを高率に保菌しています。

➡ 0～4℃の低温環境でも発育できる低温細菌で、冷蔵庫内でも増殖して食中毒を起こします。発育至適温度は28℃です。

1　食品への汚染経路

　動物の糞などによって汚染を受けた肉や内臓、さらに調理器具などを介して他の食品が二次汚染を受けて食中毒の原因となります。また、動物の糞が水を汚染した場合には、河川、沢水、井戸水、殺菌が不十分な飲料水も感染原因となります。

2　原因食品

(1)　主に食肉（市販豚肉は8.1%が汚染）、サンドイッチ、加工乳、野菜ジュース、井戸水、水道水（簡易水道）などの食品が原因となります。

(2)　ブタの腸内保菌率が高いため、汚染された豚肉の加熱調理不足や、調理過程での他の食品への二次汚染によっても感染します。

(3)　その他、野ネズミなどの野生動物の糞便により汚染された沢水等を消毒せずに飲用することでも感染します。

3　ヒトへの影響

　(1)　潜伏期間は平均 0.5 ～ 6 日と長く、有症期間も 2 ～ 3 週間と長期
　　　にわたります。

　(2)　主な症状は、腹痛、発熱（38℃以上）、下痢を伴う胃腸炎症状で、
　　　虫垂炎、関節炎、咽頭炎などの症状を起こすこともあります。

4　予防対策

　(1)　食肉処理工程における肉の汚染防止対策の実施、調理工程では豚
　　　肉等の生肉から調理器具を介して他の食品への二次汚染を防ぐこと。

　(2)　河川水、沢水、湧き水、井戸水などは動物や鳥類の糞便による汚
　　　染の危険があるので消毒処理されたものを使用すること。

　(3)　調理、喫食前の手指の洗浄、冷蔵庫内の定期的な清掃、消毒を行
　　　う。

　(4)　エルシニアは、低温（4℃以下）でも増殖するため、食肉の冷蔵
　　　庫内での長期保存は避けること。

　(5)　肉の調理時は十分な加熱（75℃、数分間程度）をすること。

◯科 学 的 デ ー タ

➡ 0 ～ 4℃の低温環境でも発育できる低温細菌なので、冷蔵庫での保存を過信しな
　いようにする。

➡発育至適温度は 28℃である。

➡国内で生産された豚肉の 8.1% から検出されたとの汚染実態報告がある。

トピックス

予備校の寮の給食で食中毒

2013 年 4 月 19 日から 25 日にかけて、学生寮の寮生 92 名のうちの 52 名が発熱、下痢_(げり)、腹痛等の症状を起こしました。患者の共通食は寮の給食でした。

糞便検査の結果、患者糞便 25 件中 21 件、調理従事者糞便 11 件中 3 件、また、食品 80 件のうちの検食の「野菜サラダ」1 件からもエルシニアが検出されました。

これらの結果から、寮の給食として提供された「野菜サラダ」が直接的に、あるいは豚肉を使用した調理が連日行われていたことから、野菜サラダが二次的にエルシニアに汚染されていたことが、この食中毒の原因の一つであったと推察されています。

ただ、エルシニアは低温細菌で増殖が遅いこともあって、菌の検出結果を得るまでに約 25 日もの時間が必要でした。

ノロウイルス

Point

➡2019年までの5年間のノロウイルスによる全国食中毒事件数は年平均303件、患者数は年平均1万人で、最も患者数の多い食中毒の原因となっています。2001年以降2019年までほぼ連続して最も多くの食中毒患者を発生する原因物質となっています。

➡冬季を中心に、年間を通して胃腸炎を起こします。特に、保育園、学校、福祉施設などで発生した場合は、集団発生につながることがあります。

➡2002年の国際ウイルス学会でノロウイルスと名称が変更されるまで、小型球形ウイルス（SRSV）と呼ばれていました。

➡直径30～38nmの正二十面体の非常に小型の粒子状ウイルスで、ヒトの腸管の細胞のみで増えます。

➡100個以下のごく少量のウイルスで食中毒を起こします。

➡感染者の糞便1g中に100万個以上、嘔吐物1g中には1万個以上のノロウイルスが認められました。

➡ノロウイルスに感染していても症状が出ないヒトがいます（不顕性感染）。

1　食品への汚染経路

ノロウイルスの主な感染ルートは三つあります。

(1) ヒトの小腸で増殖したノロウイルスは、トイレ→下水→河川→汽水域を経由してカキやアサリなどの二枚貝の消化器官内に蓄積します。この貝をヒトが生あるいは加熱不足なままで食べて感染し、食中毒になります。

(2) ノロウイルスに感染した調理従事者の手指を介し、あるいは汚染された食材を調理したまな板などの調理器具から他の食品にウイルスが移行し、この食品を食べたヒトに感染して食中毒を起こします。

(3) ウイルスを含む糞便や嘔吐物からの経口感染、飛沫感染、塵埃感染、接触感染などの経路により感染が広がります。この場合には食中毒ではなくノロウイルス感染症と呼ばれます。

2　原因食品

　ノロウイルス食中毒の原因となった食品は、カキ、アサリ、シジミなどの二枚貝のほか、調理工程で二次汚染を受けた寿司、サラダ、ケーキ、和え物、和菓子、パンなどさまざまな食品が原因になっています。

　しかし、近年ではノロウイルス食中毒の発生原因として、食材そのものではなく食品取扱い従事者由来による事例の割合が多くなっています。

　特に、非発症の従事者（不顕性感染者）が原因となる食中毒に注意が必要です。

3　ヒトへの影響

⑴　ノロウイルス感染後、通常 24～48 時間後に、主な症状として嘔吐、下痢、腹痛、発熱（38℃以下が多い）が起こります。

⑵　乳幼児の主症状は嘔吐が多く、成人は下痢症状が多い特徴があります。特に乳幼児や高齢者では下痢や嘔吐による脱水や、嘔吐物による窒息に気をつける必要があります。

⑶　通常は 3～4 日間程度で自然治癒し、後遺症はありません。

⑷　発症者の糞便 1g 中には 100 万個以上、嘔吐物 1g 中には 1 万個以上のウイルスが認められました。ウイルスは症状消失後 1 週間から 1 か月以上の期間にわたり、糞便中に排出され続けることもあります。

⑸　感染しても症状が出ない場合（不顕性感染）がありますが、発症者と同様にウイルスは小腸内で増殖して糞便中に排出されます。

4　予防対策

　ノロウイルスは食品中では増殖しませんので、食中毒予防対策としては、「持ち込まない、つけない、やっつける」が重要です。

⑴　調理従事者は普段から二枚貝の生食は避けることでノロウイルス感染を防ぎます。

⑵　ノロウイルスは主に感染したヒトが調理場に持ち込みますので、感染が疑われる者は直接食品に接する作業にはつかないようにします。

⑶　感染した調理従事者は、精度の高い検査によってノロウイルスが陰性となったことを確認してから調理作業に復帰します。

⑷　調理前やトイレ使用後には十分な手洗いを行います。

⑸　二枚貝の取扱いに注意して、他の食品や調理器具にノロウイルス

が付着しないようにします。

(6)　食品の盛り付け作業では、素手で食品に触れないようにします。

(7)　加熱工程のない生野菜や果物などは、流水で十分に洗浄し、必要に応じて消毒工程を加えます。

(8)　加熱調理する食品は、中心部を 85〜90℃で 90 秒間以上加熱することが望まれます。

(9)　嘔吐物などの処理を行う際には、手袋、マスクなどを使用して、十分な感染予防対策を行います。

(10)　嘔吐物の処理には、500〜1,000mg/ l（ppm）の次亜塩素酸ナトリウム溶液を使用します。

●科 学 的 デ ー タ
➡100 個以下のごく少量のウイルスで食中毒を起こす。
➡ノロウイルス感染後、平均 24〜48 時間で発症する。
➡患者の糞便 1 g 中に 100 万個以上、嘔吐物 1 g 中には 1 万個以上のノロウイルスが認められた。
➡嘔吐物の処理には 500〜1,000mg/l（ppm）の次亜塩素酸ナトリウム溶液が有効である。
➡調理する食品は、中心部で 85〜90℃、90 秒間以上の加熱が望まれる。

トピックス

「刻みのり」によるノロウイルスの大規模集団感染

2017年2月に、東京都内の共同調理場で作られた給食を食べた小学児童および教職員1,000人以上が嘔吐、腹痛等の食中毒様症状を発症しました。

その後の検査で、仕入先に保管されていた未開封の刻みのりからノロウイルスが検出され、児童から検出されたウイルスと一致したことから、病因物質は給食の「親子丼」に使用された「刻みのり」に付着していたノロウイルスと断定されました。

刻みのりは大阪市のメーカーが出荷し、同時期に製造されたのりが、和歌山県で800人超が発症した給食による集団食中毒でも使われており、メーカーは大阪市の回収命令を受け、製品の回収を行いました。

刻みのりの製造者が、2016年12月にノロウイルスに感染、発症しましたが、体調不良にもかかわらず通常どおりに製造を継続してしまったことが、広範囲に多くの食中毒患者を発生させる原因となりました。この事例により、ノロウイルスは乾燥状態・常温保管で2か月経っても、強い感染力を維持することがわかりました。

A型・E型肝炎ウイルス

Point

➡A型肝炎は、衛生環境の整った先進国では減少していますが、糞便がそのまま河川や海に流れ込むような地域ではA型肝炎ウイルスに汚染された水（水系感染）、生野菜、魚介類による感染が起こります。日本では特に二枚貝が原因となっていると考えられます。

➡E型肝炎も途上国では主に水系感染ですが、日本では汚染を受けた動物の臓器・肉の生食による感染が多いと考えられます。ブタ、野生イノシシ（10〜50%）、シカにE型肝炎ウイルスが確認されています。

➡A型肝炎ウイルスは、酸やアルコールに強く、不活化するためには85℃、1分間以上の加熱、紫外線照射、塩素処理などが必要です。

➡E型肝炎ウイルスは熱抵抗性があり、有機物存在下では60℃、5時間でも不活化されず、乾燥状態では60℃でも感染性を維持しています。食品の中心部までの十分な加熱が必要です。

➡A型およびE型肝炎ともに「感染症の予防及び感染症の患者に対する医療に関する法律」で四類感染症に指定されており、各自治体による感染源等の調査のために診断医師には保健所への届け出が義務づけられています。

1　食品への汚染経路

(1)　A型およびE型肝炎ウイルスは、患者の体内で増殖したウイルスが糞便中に排出され、これらウイルスによって汚染された食品や飲料水をヒトが摂取することによって感染を起こします。

(2)　日本では、二枚貝や動物肉の生食あるいは加熱不足による喫食がA型およびE型肝炎ウイルスの主な感染原因と考えられます。

2　原因食品

(1)　A型肝炎ウイルスの事例では、汚染された水、カキなどの二枚貝、

寿司、肉類などが感染源と考えられます。加熱不足だった輸入ウチムラサキ（大アサリ）により、喫食者がノロウイルスとA型肝炎ウイルスに同時感染した食中毒事例があります。

(2) E型肝炎ウイルスの感染事例では、ブタ（ホルモン、生食）、イノシシ（肝臓、心臓、ホルモン、生食）、シカ（生食）などが原因食品です。

3 ヒトへの影響

(1) A型およびE型肝炎は、ともに一過性の急性肝炎で症状が慢性化することはありません。

(2) A型肝炎の潜伏期間は平均4週間（2～7週間）と長く、38℃以上の発熱、全身の倦怠感、吐き気、嘔吐、黄疸が多く認められます。子どもでは軽症で済むことがほとんどですが、成人では重い肝機能障害を起こすことがあります。

(3) E型肝炎の潜伏期間はA型肝炎よりも長く、平均6週間（3～8週間）ですが、症状はA型肝炎と類似しています。ただし、妊婦が感染すると劇症化しやすく、致死率が20%に達することもあります。

4 予防対策

(1) ウイルス汚染を受けた飲食物対策と不顕性感染の調理従事者から飲食物への二次汚染を防止することです。ウイルスに感染した場合には、発症前から糞便中にウイルスが排出されるので、調理従事者は特に注意が必要です。

(2) 十分に加熱調理された飲食物を食べるようにします。

(3) 用便後、調理前に十分な手洗いを行います。

(4) 魚介類や生肉を扱った後の器具類の洗浄殺菌を十分に行います。

(5) A型およびE型肝炎の流行地域に渡航する際には、生水、生野菜などの非加熱食品を食べないことと、A型肝炎ワクチンについては事前接種しておくことも有効です。

➡A型肝炎ウイルスを不活化するためには85℃、1分間以上の加熱が必要である。

➡野生イノシシの10〜50%がE型肝炎ウイルスに感染している。

➡A型肝炎の潜伏期間は平均4週間（2〜7週間）と長く、38℃以上の発熱によって急激に発病する。

➡E型肝炎の潜伏期間は平均6週間（3〜8週間）で、症状はA型肝炎と類似しているが、妊婦に感染すると劇症化しやすい。

トピックス

一度の飲食でノロウイルスとA型肝炎ウイルスに感染

中華料理店で加熱が不十分な大アサリ（ウチムラサキ）の唐辛子蒸しを食べたために、下痢、嘔吐等の症状のノロウイルス食中毒になった4名がいました。この事件から約1か月が経過した頃、この4名全員が今度はA型肝炎を発病しました。追加検査により中華料理店で使用された大アサリからも同じ遺伝子型のA型肝炎ウイルスが検出されました。

中華料理店において、2種類のウイルスに汚染されていた大アサリの調理が加熱不足であったために、患者たちは一度の飲食で2種類のウイルスに同時感染し、時間差で2回発症したことが推察されました。

その他の微生物による食中毒

1 感染症起因菌による食中毒

汚染された食品や水などを介して経口的にヒトに感染する細菌として、コレラ菌、赤痢菌、チフス菌、パラチフスＡ菌、腸管出血性大腸菌があり、これらの細菌は「感染症の予防及び感染症の患者に対する医療に関する法律」では三類感染症に分類されます。また、Ａ群レンサ球菌による感染症のうち、劇症型溶血性レンサ球菌感染症は五類感染症（全数把握）、Ａ群溶血性レンサ球菌咽頭炎は五類感染症（小児科定点把握）です。

しかし、これらの細菌による健康被害が食物や水に起因して発生した場合には、食中毒として扱われることになります。

各食中毒菌については、表 2-9 を参照してください。

トピックス

生食そうざいが原因で赤痢食中毒

2018 年 10 月初旬に、山梨県の宿泊施設で提供された食品を喫食した 469 人のうち 99 人が、下痢（げり）や腹痛等の症状を呈しました。管轄する保健所が調査したところ、検便協力者から赤痢菌が検出されるとともに、宿泊施設にそうざいを提供しているそうざい店の従業員からも同菌が検出されたため、赤痢菌による食中毒と断定されました。

トピックス

弁当で 269 名が A 群溶血性レンサ球菌食中毒

2005 年 7 月 31 日に神奈川県内で開催されたイベントで配布された弁当を食べたスタッフ 425 名のうち、269 名が咽頭痛、頭痛、発熱等の症状を呈しました。保健所が調査したところ、弁当、発症者および食堂従業員から、A 群溶血性レンサ球菌が検出され、血清型も一致したため、食堂従業員からの感染と断定されました。

2　ウイルスによる食中毒

　ロタウイルス、アデノウイルス、サポウイルスなどによる患者は、主に小児を中心に、接触感染によって経口的に感染するものですが、食品を介して経口的に感染した場合には食中毒となります。いずれのウイルスも食品中では増えないため、予防対策としては感染者からウイルスを含む便、嘔吐物、唾液などが食品に付着し、それを喫食することによって感染者が拡大するという経路を遮断する対策をとることに尽きます。

　各ウイルスについては、表 2-9 を参照してください。

第 2 章 食中毒起因微生物

表 2-9　食中毒を起こす主な微生物一覧

病因物質名	特徴	過去の食中毒原因食品	発症菌量
サルモネラ属菌 (*Salmonella spp.*) グラム陰性桿菌 通性嫌気性	●動物の腸管、自然界（川、下水、湖等）に広く分布。 ●生肉、特に鶏肉と卵を汚染することが多い。 ●乾燥に強い。	●卵又はその加工品、食肉（牛レバー刺し、鶏肉）、うなぎ、すっぽん、乾燥イカ菓子等。 ●食中毒菌で汚染されている食品、調理器具等と接触することによって新たに汚染された（二次汚染による）各種食品。	一般的には10^5〜10^6個といわれているが、極めて少量（10〜100個）でも発症することがある（SEなど）。
腸炎ビブリオ (*Vibrio parahaemolyticus*) グラム陰性桿菌 通性嫌気性	●海（河口部、沿岸部等）に生息する。 ●真水や酸に弱い。 ●3％前後の食塩を含む食品（浅漬け等）中でよく増殖し、室温でも速やかに増殖する。 ●菌は、60℃、10分間の加熱で殺菌される。60℃、10分で失活する易熱性の耐熱性溶血毒類似毒素、100℃、15分の加熱でも無毒化されない耐熱性溶血毒素等を産生する。	●魚介類（刺身、寿司、魚介加工品）。 ●二次汚染による各種食品（漬物、生野菜等）。	ボランティア実験や偶然の実験室感染のデータから、10万以上の菌数の病原性菌株により発症する。
カンピロバクター属菌 （カンピロバクター・ジェジュニ／コリ） (*Campylobacter jejuni/coli*) グラム陰性S字状桿菌 微好気性	●家畜、家禽類の腸管内に生息し、食肉（特に鶏肉）、臓器や飲料水を汚染する。 ●鶏肉等の食材中ではほとんど菌が増殖することがない。 ●乾燥にきわめて弱く、また、通常の加熱調理で死滅する。	●食肉（特に鶏肉）、飲料水、生野菜、牛乳等。 ●主に食肉（特に鶏肉の生食）を介した食中毒が多い。	少量菌量（400〜500個／ヒト）でも感染を起こす。

潜伏期間・症状	予防のポイント	科学的データ
● 潜伏期は6〜72時間。 ● 主症状は激しい腹痛、下痢（げり）、発熱、嘔吐（おうと）。 ● 長期にわたり保菌者となることもある。	● 肉・卵は十分に加熱（75℃以上、1分以上）。 ● 卵の生食は新鮮なものに限る。 ● 低温保存は有効だが、過信は禁物。 ● と畜場、食肉店における対策とともに、調理段階での交差汚染の防止等二次汚染にも注意が必要。	● 増殖条件 増殖温度（℃）：5.2※〜46.2（至適増殖温度：35〜43） ※ほとんどの血清型は7℃未満で発育不可。 増殖 pH：3.8〜9.5（至適増殖 pH：6.6〜8.2） 増殖 Aw（水分活性）：0.94以上（至適増殖 Aw：0.99） ● D値 $D_{56.7℃}$：3.05〜4.09分（液卵に6株のサルモネラ属菌（SE、ST、S. Heidelberg）を接種した実験） $D_{57.2℃}$：5.49〜6.12分（殻付き卵同菌混合菌液を接種した実験）
● 潜伏期は8〜24時間。 ● 主症状は、腹痛、水様性下痢、発熱、嘔吐（おうと）。	● 魚介類の低温流通が重要。 ● 短時間でも冷蔵庫に保存し、増殖を抑える。 ● まな板や包丁を介した食品の二次汚染にも注意。	● 増殖条件 増殖温度（℃）：10※〜42（至適増殖温度：35〜37） ※一部の菌株は5℃で増殖するとの報告もある。 増殖 pH：5.5〜9.6（至適増殖 pH：7.6〜8.0） 塩分濃度（％）：1〜8％食塩加培地で増殖しやすい（至適塩分濃度2〜3％） ● D値 $D_{53℃}$：0.9〜4.0分（3％の食塩加 TSB(Tryptic Soy Broth)培地（pH5.0〜8.0）中） 熱に弱く、煮沸すれば瞬時に死滅する。
● 潜伏期は1〜7日（平均3日）と長い。 ● 主症状は、発熱、倦怠感、頭痛、吐き気、腹痛、下痢（げり）、血便等。 ● 少ない菌量でも発症。 ● 潜伏期間が長いので、原因食材が判明しないことも多い。 ● 腸炎等の症状は重くなく、一般に予後は良好であるが、感染後に神経疾患であるギラン・バレー症候群を発症することもある。	● 調理器具を熱湯消毒し、よく乾燥させる。 ● 肉と他の食品との接触を防ぐ。 ● 食肉・食鳥処理場での衛生管理、二次汚染防止を徹底する。 ● 食肉・食鳥肉は十分な加熱（中心部を75℃以上、1分以上）。	● C. jejuni の増殖条件 増殖温度（℃）：31※〜46（至適増殖温度：42〜43） ※30℃以下では増殖しない。 増殖 pH：4.9〜9.0（増殖至適 pH：6.5〜7.5） 増殖至適水分活性（Aw）：0.997 ● C. jejuni の D値 $D_{55℃}$：2.12〜2.25分（加熱調理鶏肉）、 $D_{57℃}$：0.79〜0.98分（加熱調理鶏肉）

病因物質名	特徴	過去の食中毒 原因食品	発症菌量
腸管出血性大腸菌 （ベロ毒素産生性大腸菌） (*Enterohaemorrhagic Escherichia coli*:EHEC) グラム陰性桿菌 通性嫌気性 【三類感染症】	●動物の腸管内に生息し、糞尿を介して食品、飲料水を汚染する。 ●家畜では症状を出さないことが多く、外から見ただけでは、菌を保有する家畜かどうかの判別は困難。 ●赤痢菌が生産する志賀毒素類似のベロ毒素（VT）を生産し、激しい腹痛、水様性の下痢、血便を特徴とする食中毒を起こす。 ●僅かな菌数でも発病することがある（三類感染症）。 ●加熱や消毒処理には弱く75℃、1分程度の通常の加熱で殺菌される。 ●食中毒の原因となっている血清型にはO157の他にO26、O111、O128、O145等がある。	●日本：井戸水、焼肉、牛レバー、野菜の浅漬け等。 ●欧米：ハンバーガー、ローストビーフ、アップルジュース等。	11～50個程度の少量の摂取菌量でも発症する。
病原大腸菌（腸管出血性大腸菌を除く） ・腸管病原性大腸菌 EPEC ・腸管侵入性大腸菌 EIEC ・腸管毒素原性大腸菌 ETEC ・腸管凝集接着性大腸菌 EAggEC ・分散接着性大腸菌	●大腸菌は通常、病原性を有しない。 ●特異な病原性遺伝子を保有し、特定の疾病を惹起する大腸菌を病原性大腸菌と呼ぶ。 ●病原性大腸菌は下痢原性大腸菌と腸管外病原性大腸菌の二つのカテゴリーに大別される。 ●下痢原性大腸菌は少なくとも六つのカテゴリーに分けられる（腸管出血性大腸菌を除くと五つのカテゴリー）。	●保菌動物は明確でなく、手指、離乳食、飲用水などが菌を含む糞便に汚染されることで感染が拡大する。	10^8～10^{10}個
ブドウ球菌（黄色ブドウ球菌） (*Staphylococcus aureus*) グラム陽性球菌 通性嫌気性 耐塩性	●ヒトを含めた各種のほ乳動物、鳥類等に広く分布。 ●健康者の鼻、咽頭、腸管等に常在し、人間の手指からも検出。 ●菌の増殖に伴い、毒素（エンテロトキシン）を生成し、食中毒を引き起こす。 ●菌は、75℃、1分以上の加熱で殺菌されるが、毒素（エンテロトキシン）は耐熱性（100℃、30分の加熱でも無毒化されない）。	●乳・乳製品（牛乳、クリーム等）、卵製品、畜産製品（肉、ハム等）、穀類とその加工品（握り飯、弁当）、魚肉ねり製品（ちくわ、かまぼこ等）、和洋生菓子等。	●食品中でブドウ球菌が増殖し10^5個/g以上になるとその過程で産生されるエンテロトキシンが発症毒素量に達すると考えられている。 ●ヒトの発症毒素量はエンテロトキシン1.0μg未満と考えられている。

潜伏期間・症状	予防のポイント	科学的データ
●感染後1〜10日間の潜伏期間。 ●初期の感冒様症状のあと、激しい腹痛と大量の新鮮血を伴う血便がみられる。発熱は少ない。 ●患者数は多くないが、乳幼児や高齢者を中心に溶血性尿毒症症候群（HUS）を併発し、意識障害に至る等、重症になりやすい。	●食肉は中心部までよく加熱する（75℃、1分以上）。 ●野菜類は流水でよく洗う。 ●と畜場の衛生管理、食肉店での二次汚染対策を十分に行う。 ●低温保存の徹底。 （参考）2016年の高齢者施設で発生した食中毒事件で10名が死亡したことから、若齢者や高齢者に野菜および果物を加熱せずに供する場合には、殺菌を行うこととなった。	●増殖条件 増殖温度（℃）：7〜46（至適増殖温度：35〜40） 増殖 pH：4.4〜9.0（至適増殖 pH：6〜7） 増殖 Aw（水分活性）：0.95以上（至適増殖 Aw：0.995） ●D 値 $D_{57.2℃}$：4.1分、$D_{62.8℃}$：0.3分（脂肪2％の場合） $D_{57.2℃}$：5.3分、$D_{62.8℃}$：0.5分（脂肪30.5％の場合）
●潜伏期間は、3〜5日との報告がある。 ●症状 EPEC：発熱、倦怠感、嘔吐、粘液便を伴った下痢。 ETEC：コレラ様の水様下痢。 EAggEC：持続性水様下痢。30％で血性下痢。 EIEC：下痢、発熱、倦怠感。発熱（38〜39.5℃）は1〜2日程度で解熱。 DAEC：血便を伴わない水様下痢。	●食品の中心温度が75℃で、1分以上の加熱により、病原性大腸菌などの食中毒菌は死滅するといわれている。	●増殖条件 最低増殖温度：8〜10℃ 増殖 pH：4.65〜9.53 増殖 Aw（水分活性）：0.96以上
●潜伏期は1〜5（平均3）時間。 ●主症状は、吐き気、嘔吐、腹痛、下痢。	●手指の洗浄、調理器具の洗浄殺菌。 ●手荒れや化膿巣のある人は、食品に直接触れない。 ●防虫、防鼠対策は効果的。低温保存は有効。 ●生成された毒素は、加熱調理により分解されにくいので、注意が必要。	●増殖条件 増殖温度（℃）：5〜47.8（至適増殖温度：30〜37） ※エンテロトキシン産生温度：10〜46（至適：35〜40） 増殖 pH：4.0〜10.0（至適増殖 pH：6.0〜7.0） ※エンテロトキシン産生 pH：4.0〜9.8（至適：6.5〜7.3） 増殖 Aw：0.90以上 $D_{60℃}$：4.8〜6.6分（トリプトンソーヤブイヨン） ※通常の加熱調理条件で菌は死滅するが、耐熱性毒素が残存する。

病因物質名	特徴	過去の食中毒原因食品	発症菌量
ボツリヌス菌 (*Clostridium botulinum*) グラム陽性桿菌 偏性嫌気性 芽胞形成	●土壌、河川、動物の腸管等の自然界に芽胞の状態で広く生息する。 ●酸素の極めて少ないところで増殖し、熱に極めて強い芽胞（型により耐熱性に差がある）を作る。 ●強い神経障害をもたらす毒素を産生する。 ●毒素の失活には80℃で30分以上（100℃で数分以上）の加熱を要する。	●わが国では、かつては「いずし」を原因食品とするE型菌による食中毒が多発していたが、現在では珍しい。A型菌、B型菌による食中毒も発生したことがある。 ●諸外国では、食肉製品や野菜缶詰、瓶詰を原因食品とするA型菌、B型菌が多い。 ●乳児ボツリヌス症の場合、蜂蜜、コーンシロップ等からの感染がある。	少量の神経毒素（0.7〜0.9μg） 乳児ボツリヌス症は少量の芽胞
ウェルシュ菌 (*Clostridium perfringens*) グラム陽性桿菌 偏性嫌気性 芽胞形成	●人や動物の腸管や土壌、下水に広く生息し、酸素のないところで増殖する菌で芽胞を作る。 ●芽胞は、易熱性芽胞（100℃、数分で死滅）と耐熱性芽胞（100℃、1〜6時間の加熱に耐える）があり、人の食中毒は主に耐熱性芽胞により引き起こされる。 ●食品を加熱調理し、他の細菌が死滅しても耐熱性芽胞は生き残り、食品の温度が発育に適した温度まで下がると発芽して急速に増殖する。 ●増殖型の細菌が芽胞に変わるときに毒素を産生し食中毒を起こす。	●多種多様の煮込み料理（カレー、煮魚）、麺のつけ汁、いなりずし、野菜煮付け等。	食中毒は、菌が1g当たり10万個以上に増殖した食品を喫食することで発生する。
セレウス菌 (*Bacillus cereus*) グラム陽性桿菌 通性嫌気性 芽胞形成	●土壌等の自然界に広く生息する。 ●毒素を生成する。 ●芽胞は100℃、30分の加熱でも死滅せず、アルコール等の消毒薬も無効。 ●嘔吐型と下痢型がある。 ●嘔吐毒であるセレウリドは126℃、90分の加熱でも失活しない。 ●下痢毒であるエンテロトキシンは易熱性で56℃、5分で失活する。	●嘔吐型：ピラフ等の米飯類、スパゲティ等の麺類。 ●下痢型：食肉、野菜、スープ、弁当等。	発症菌数は10^5〜10^8個と考えられている。

潜伏期間・症状	予防のポイント	科学的データ
● 潜伏期は8〜36時間。 ● 主症状は、吐き気、嘔吐、筋力低下、脱力感、便秘、神経症状（複視等の視力障害や発声困難、呼吸困難等）。 ● 発生は少ないが、いったん発生すると重篤になる。 ● わが国では、抗毒素療法の導入後、致死率が約30%から約4%まで低下している。	● 容器が膨張している缶詰や真空パック食品は食べない。 ● ボツリヌス食中毒が疑われる場合、抗血清による治療を早期に開始する。	● 増殖条件 最低増殖温度：Ⅰ群10℃、Ⅱ群3.3℃ 最低発育pH：Ⅰ群4.6、Ⅱ群4.8 最低発育水分活性：Ⅰ群0.94、Ⅱ群0.97 ● 殺菌・滅菌・失活条件 ・120℃で4分又は100℃で360分以上の加熱による芽胞の完全殺菌 ・80℃で20分又は100℃で数分の加熱調理により、産生毒素の喫食直前の不活化
● 潜伏期は6〜12時間。 ● 主症状は下痢と腹痛で、嘔吐や発熱はまれである。	● 清潔な調理を心がけ、調理後速やかに食べる。 ● 食品中での菌の増殖を阻止するため、加熱調理食品の冷却は速やかに行う。 ● 食品を保存する場合は10℃以下か55℃以上を保つ。 ● 食品を再加熱する場合は、十分に加熱して増殖型の細菌を殺菌し早めに喫食する。ただし、加熱しても芽胞は死滅しないこともあるので注意を要する。	● 増殖条件 増殖温度（℃）：12〜50（至適増殖温度：37〜45） 増殖pH：5.5〜9.0（至適増殖pH：7.0〜7.4） 増殖Aw：0.95以上 ● 殺菌・滅菌・失活条件 耐熱性の芽胞を形成するため、通常の加熱調理条件では死滅しない。
● 嘔吐型：食品中で産生された毒素（セレウリド）が原因で発症する毒素型であり、潜伏期は30分〜6時間。主症状は吐き気、嘔吐。 ● 下痢型：食品内で増えた菌が喫食され、腸管内での細菌の増殖とともに産生された毒素（エンテロトキシン）によって起こる感染型であり、潜伏期は8〜16時間。主症状は下痢、腹痛。	● 衛生的な調理を心がけ、調理後速やかに食べる。 ● 米飯や麺類を作り置きしない。 ● 穀類の食品は室内に放置せずに、加熱調理食品の冷却は速やかに行い、10℃以下で保存する。	● 増殖条件 増殖温度（℃）：10〜48（至適増殖温度：32） 増殖pH：4.9〜9.3（至適増殖pH：7.0） 増殖Aw：0.912〜0.95 ● 殺菌・滅菌・失活条件 芽胞形成菌のため、通常の加熱調理条件では死滅しない。

病因物質名	特徴	過去の食中毒原因食品	発症菌量
リステリア・モノサイトゲネス (*Listeria monocytogenes*) グラム陽性単桿菌 通性嫌気性	●家畜、野生動物、魚類、河川、下水、飼料等、自然界に広く分布。 ●4℃以下の低温でも増殖可能。65℃、数分の加熱で死滅。	●わが国では、2001年に北海道でナチュラルチーズを原因とする1例だけであるが、欧米では多数報告されている。 ●未殺菌牛乳、ナチュラルチーズ、野菜、食肉、ホットドッグ、スモークサーモン等。	一般的には食中毒事例における食品中の菌数は10³個/gを超えているが、それ以下でも発生しているケースがある。
エルシニア・エンテロコリチカ (*Yersinia enterocolitica*) グラム陰性桿菌 通性嫌気性	●家畜（特に豚）、ネズミ等の野生小動物が保菌する。 ●低温域（0〜5℃）でも増殖することができる。 ●通常の加熱で死滅する。 ●耐熱性のエンテロトキシンを産生するが、この毒素を含む食品による食中毒は報告されていない。	●主に食肉、サンドイッチ、野菜ジュース、井戸水も報告されている。	10⁴〜10⁶個（推定）(FDA、2012)
ノロウイルス（カリシウイルス科）(*Norovirus*) 【五類感染症】	●手指や食品等を介して感染し、嘔吐、下痢、腹痛等を起こす。 ●ノロウイルスによる食中毒事例では、原因食品の判明していないものが多く、その中には食品取扱者を介して二次的に食品が汚染されることが多いのも特徴。 ●その他の原因としては、貝類（二枚貝）がある。 ●少量のウイルスでも発症し、感染者は多量のウイルスを糞便中に排泄する。 ●通常の殺菌・消毒に使用されるアルコール等はあまり効果がない。	●糞便（ウイルス）に汚染した食品全般。 ●感染事例は近年増加傾向にあり、食品を原因とするものに加え、食品を介さない感染（ヒトーヒト感染）も報告されている。	少量（100個以下）でも発症する。 ※患者便中には10⁶個/g以上、患者嘔吐物には10⁴個/g以上のウイルス粒子が確認され、不顕性感染した食品取扱者の8割の糞便中にも10⁷個/g以上認められた。
A型・E型肝炎ウイルス ・HAV：ピコルナウイルス科 (Hepatitis A virus) ・HEV：ヘペウイルス科 (Hepatitis E virus) 【四類感染症】	●A型肝炎ウイルスとE型肝炎ウイルスによって起こる肝炎のこと。 ●ウイルスを原因とする肝炎は、現在のところA型からG型までとそれ以外に分類されるが、そのうちA型とE型肝炎は食品や井戸水を介して、経口的に感染する。 ●海外では大規模な感染の例が報告されている。	●A型肝炎は、上下水道施設が不十分な環境下で汚染された魚介類や水を介した感染がみられる。また、ベリー類等の果実を介し感染した例もある。 ●E型肝炎は、近年、わが国で、生または加熱不十分の鹿肉や猪肉を食べたことにより感染した例、あるいは加熱不十分な豚のレバー等を食べて感染したと推測される例がある。	HAV：10〜100 HEV：データなし

潜伏期間・症状	予防のポイント	科学的データ
●潜伏期間は24時間から数週間と幅が広い。 ●主症状は倦怠感、弱い発熱を伴うインフルエンザ様症状。 ●妊婦、乳幼児、高齢者では、感染すると髄膜炎や敗血症、流産等を起こし、死に至る場合もある。	●加熱不足の食品の摂取をできるだけ避け、冷蔵庫での保存を過信しない。	●増殖条件 増殖温度（℃）：−0.4〜45（至適増殖温度：37） 増殖 pH：4.4〜9.4（至適増殖 pH：7.0） 増殖 Aw（水分活性）：0.92以上 ●D 値 $D_{50℃}$：十数分〜数時間 $D_{60℃}$：約0.6〜17分 $D_{70℃}$：約1.4〜16秒程度
●潜伏期は0.5〜6日。 ●主症状は、発熱、腹痛、下痢。	●食肉は十分に加熱（75℃以上、数分）する。 ●低温でも増殖しうるので冷蔵庫での保存を過信しない。	●増殖条件 増殖温度（℃）：0〜44（至適増殖温度：28） 増殖 pH：4.4〜9.0（25℃） 増殖 Aw：大腸菌などの腸内細菌科の菌と同様 ●D 値 $D_{62.8℃}$：0.7〜17.0秒（全乳中）、0.24〜0.96秒（耐熱性の高い菌株）
●潜伏期は24〜48時間。 ●主症状は、下痢、嘔吐、吐き気、腹痛、38℃以下の発熱。	●手指をよく洗浄する。食品を取り扱う際は十分に注意し、手洗いを徹底する。 ●調理器具等は洗剤等を使用し十分に洗浄した後、次亜塩素酸ナトリウム（塩素濃度200ppm）で浸すように拭くか、あるいは熱湯で1分以上の加熱が有効。 ●二枚貝は中心部まで十分に加熱する（85〜90℃、90秒間以上）。 ●野菜等の生鮮食品は十分に洗浄する。	●二枚貝の加熱調理では、中心部が85〜90℃で90秒間以上の加熱によりウイルスは失活する（FAO/WHO Codex：CAC/GL79-2012 Guidelines on the Application of General Principles of Food Hygiene to the Control of Viruses in Food 2012, 1 -13.）。 ●塩素系消毒剤（次亜塩素酸ナトリウム、亜塩素酸水、次亜塩素酸水等）やエタノール系消毒剤には、ノロウイルスに対する不活化効果を期待できるものがある（国立医薬品食品衛生研究所、「ノロウイルスの不活化条件に関する調査報告書」(2015)）。
●潜伏期間は 2 〜 9 週間で、発熱、下痢、腹痛、倦怠感等の症状がみられる。	●HAV は加熱により感染性を失うことから、魚介類や水は十分に加熱調理を行う。 ●HEV は加熱により感染性を失うことから、猪、鹿、豚等の獣肉及び内臓については中心部まで十分に加熱調理を行う。	●増殖と抵抗性（A 型） 85℃、1 分間の加熱。 ●増殖と生残（E 型） 加熱調理に際して、中心温度を71℃以上を推奨（USDA：生鮮豚肉）。

第 2 章 食中毒起因微生物

病因物質名	特徴	過去の食中毒 原因食品	発症菌量
コレラ菌 （*Vibrio cholerae*） グラム陰性桿菌 通性嫌気性 好塩性（ビブリオ属） 【三類感染症】	●コレラは熱帯地域や亜熱帯に広く発生しており、国内で発生する患者の大部分は帰国者が多い。 ●国内感染例もあり、コレラ菌の中のO1とO139（ベンガルコレラ菌）という二つの血清型の菌が下痢を起こす原因となる毒素（コレラエンテロトキシン）を産生する。	●コレラ菌は患者の排泄物で汚染された飲料水や食品を介して口から体の中に入る（経口感染）。 ●ヒトからヒトへの直接的な接触感染はほとんどない。	10^6〜10^{11}個（健常人による経口摂取）、胃内の酸性度により変動あり。
赤痢菌 （*Shigella spp.*） グラム陰性桿菌 通性嫌気性 【三類感染症】	●赤痢は、経口感染する急性腸炎。 ●世界的にまん延していて、わが国でも発展途上国からの帰国者や輸入魚介類によると推定される患者が発生している。 ●赤痢菌はヒトやサル等の霊長類のみに感染し、ヒトからヒトへ感染するので、国内で発生することも少なくない。	●赤痢菌は患者の便とともに排出され、感染力が極めて強いので少量の菌量で感染し、感染が拡大しやすい傾向がある。 ●汚染された手指、食品（にぎり寿司等）、水などを介して口から体の中に入ることによって感染する（経口感染）。 ●乳幼児同士の接触感染やおもちゃ等を口に含んだりすることによる物品からの感染（二次感染）も報告されている。	実験的には非常に少ない菌量で感染が成立することが知られており、最小の菌量は10〜100個程度。
チフス菌・パラチフス菌 （*Salmonella Typhi*・*Salmonella Paratyphi*） グラム陰性桿菌 通性嫌気性 【三類感染症】	●腸チフスはチフス菌、パラチフスはパラチフスA菌によって起こる感染症で、どちらもヒトにのみ感染するサルモネラ属菌。 ●アジア地域、アフリカでの発生が多く、国内で発生する患者の多くはこれらの地域からの帰国者。	●感染者の便、尿により汚染された食品や水を介して感染する（経口感染）。 ●原因食品として、カキ等の貝類の生食や豆腐、サラダなどがある。	10〜100個程度（推定）

潜伏期間・症状	予防のポイント	科学的データ
●潜伏期間は数時間〜5日で、突然に激しい下痢（米のとぎ汁のような大量の白色の水様便）を起こす。 ●発熱、腹痛はない場合が多いが、大量の水分と電解質を失うために脱水症状に対する処置が重要。	●コレラ流行地域では生水や未加熱の食品の摂取を避けるようにする。 ●患者の便や嘔吐物との接触に注意する。 ●手洗いをしっかり行う。	●増殖条件 増殖温度（℃）：10〜43（至適増殖温度：37） 増殖 pH：5.0〜9.6（至適増殖 pH：7.6） 増殖 Aw（水分活性）：0.970〜0.998（至適増殖 Aw：0.984） ● D 値 $D_{60℃}$：2.65分
●潜伏期間は1〜5日（多くは3日以内） ●症状は、発熱、腹痛を伴うしぶり腹、粘液を含む下痢、膿・粘血便等。	●海外旅行中は生水や未加熱の食品の摂取を避けるようにする。 ●手洗いをしっかり行う。 ●特にヒトと多く接する仕事の従事者は糞便の定期検査を行う。	●増殖条件 増殖温度（℃）：7.9〜45.2（S.flexneri）、6.1〜47.1（S.sonnei） 増殖 pH：5.0〜9.19（S.flexneri）、4.9〜9.34（S.sonnei） 増殖 Aw：水分活性が下がるとゆるやかに死滅する。
●潜伏期間は7〜14日、38〜40℃の高熱が5日前後続く。 ●徐脈（脈が遅くなる）、バラ疹（バラの花の様に見える赤い斑）、脾腫（脾臓がはれる）、下痢などの症状を起こす。 ●時には、腸壁の壊死、腸穿孔を起こす場合もあり、腸チフスは、数週間から数か月の間に再発することがあるので注意が必要。	●海外旅行中は生水や未加熱の食品の摂取を避けるようにする。 ●調理従事者は糞便の定期検査を行う。	●増殖条件（サルモネラ属菌） 増殖温度（℃）：5.2〜46.2（至適増殖温度：35〜43） 増殖 pH：3.8〜9.5（至適増殖 pH：7〜7.5） 増殖 Aw：0.94以上（至適増殖 Aw：0.99）

病因物質名	特徴	過去の食中毒 原因食品	発症菌量
A群溶血性レンサ球菌 グラム陽性球菌 通性嫌気性 【五類感染症】	●溶血性レンサ球菌は、血清型に基づいて20群に分類され（A～V、IとJは欠番）、このうちA群に属するものがA群レンサ球菌。 ●A群レンサ球菌の一般的な感染症は、急性咽頭扁桃炎。 ●本菌はヒトの口腔粘膜の常在菌で、保有率は5～10%といわれている。 ●本菌が付着した飲食が原因の食中毒であっても、初期症状が発熱、咽頭痛、頭痛、倦怠感等で、嘔吐や下痢症状を伴う患者が少ないために食中毒と診断されずに見過ごされることが多いと推定される。	●保菌者の唾液、鼻汁などが飛散することによって鼻・咽腔から侵入する（飛沫感染）。 ●食品（だし巻き卵、卵サラダ、卵サンドイッチ、ポテトサラダなど）や飲料水を介しての感染や皮膚などの創傷部（外傷、火傷等）からの感染がある。	わずかでも発症する可能性は高い。
ロタウイルス 【五類感染症】 （小児科定点把握）	●冬場から春先にかけて、ノロウイルスの流行に入れ替わるようにして発生する乳幼児下痢症（生後4か月から2歳位までの乳幼児に多発）の原因ウイルス。 ●ロタウイルスによる下痢症は全世界で発生しているが、栄養状態の悪い熱帯地方の発展途上国では乳幼児の死亡の重要な原因の一つにもなっている。	●主にロタウイルスに汚染された器物を介して、手指から口へと感染する糞口感染。 ●食品による媒介の例としては、ちらし寿司、にぎり寿司、サラダ（海外での報告）、サンドイッチ（海外での報告）など。	1～10個 きわめて感染力が高い。
アデノウイルス 【五類感染症】 （小児科定点把握）	●アデノウイルスは少なくとも51種の血清型が知られていて、その中でヒトの胃腸炎の原因となるのは腸管アデノウイルスと呼ばれている。 ●腸管アデノウイルスが腸管組織細胞へ感染し、大量増殖に伴い水様性下痢を起こす。 ●小児の胃腸炎患者の約10%はアデノウイルスが原因と推定される。	●感染は、ヒトからヒトへの糞口感染・飛沫感染。 ●腸管アデノウイルスは、主に乳幼児の下痢便から検出される。 ●食品を汚染しているウイルスの量は微量であるため、食品検体からのウイルスの検出は難しいが、韓国では、カキから腸管アデノウイルスが検出されたという報告がある。	不明

潜伏期間・症状	予防のポイント	科学的データ
● 潜伏期間は2～5日。 ● 感染初期は発熱、咽頭発赤、咽頭痛、扁桃痛等の上気道炎症状が出るが、下痢症状を発症する症例は少ない。	● 調理従事者から食品への二次汚染を防止することが重要。 ● 調理者は事前の手洗いを徹底する。 ● 調理者はマスクを着用して、食品への飛沫による汚染を防止する。 ● 上気道炎症状のある調理人による調理はできるだけ避けるようにする。 ● A群レンサ球菌の予防接種（ワクチン）は研究開発中。	● 増殖条件 増殖温度（℃）：10～45（至適増殖温度：37） 増殖 pH：4.8～9.3（至適増殖 pH：7） 発育 NaCl 濃度：4～6.5%以下 ● D値 $D_{60℃}$：0.15～0.44分、$D_{70℃}$：0.007～0.02分、$D_{80℃}$：0.005分（滅菌牛乳）
● 潜伏期間は2～4日。 ● 突然の嘔吐から始まり、水様性の下痢があり、発熱、吐き気、腹痛を伴うことが多い。 ● 下痢便の色は米のとぎ汁様の白色または黄白色を呈することが多い。 ● 胃腸炎が治癒した後も、1週間～1か月、ウイルスを便に排出する。	● 手洗い、うがいが基本。 ● 下痢乳児のオムツを替えた後などは、丁寧に手洗いをすることが重要。 ● 吐物にウイルスが含まれているという認識が一般に低いので注意が必要。 ● 汚染された衣類などは次亜塩素酸消毒をする。	● 増殖条件 食品中での増殖はしない。 ● 不活化条件 通常の調理温度で、ロタウイルスは十分に不活化される（50℃以上の加熱）。
● 潜伏期間は、3～10日。 ● 下痢が主症状で発熱および嘔吐は一般に軽度であるが、下痢は1週間以上に及ぶことがある。 ● 下痢が主症状であるため、ロタウイルスの場合と同様、脱水症状には注意が必要。 ● 糞便中へのウイルス排出は10～14日程度続く。	● 主に手指などを介した糞口感染により伝播するため、予防には、石鹸と流水による手洗いが最も有効。 ● ノロウイルスの対策に準じ、ウイルスの拡散防止、次亜塩素酸ナトリウムなどによる処置などを行う。	● 増殖条件 食品中での増殖はしない。 ● 不活化条件 56℃、30分以上の加熱。

病因物質名	特徴	過去の食中毒原因食品	発症菌量
サポウイルス 【五類感染症】 (小児科定点把握)	●サポウイルスはノロウイルスと同じカリシウイルス科に属し、感染経路症状等も類似している。 ●サポウイルスは、1977年に札幌市の児童福祉施設における胃腸炎の集団発生において、初めて報告されたため、当初はサッポロウイルスと名づけられた。 ●その後、2002年の国際ウイルス命名委員会（ICTV）で正式に「サポウイルス」と命名された。	●汚染された食べ物や水による感染や、ヒトからヒトへの糞口感染があると考えられている。 ●食品では、わが国のアサリおよび生食用のカキからサポウイルスが検出されている。	不明

【科学的データの捉え方】

　科学的なデータの捉え方は、専門家により見解に違いがあります。本テキストでは、原則として食品安全委員会や厚生労働省など公に認められている発信元の情報を参照しています。

　例えば、食中毒菌の潜伏時間に関しては、微生物の性質自体が変化することと、感染するヒトの状態も異なることから、過去の疫学分析結果を示すしか方法がありません。したがって、調査条件によって結果は異なることになり、条件を明確にしないかぎりは最大公約数的な値（一般的な値）を示すことになります。

　食品の殺菌条件は、影響するパラメーターが多く、組合せも複雑なので、ケースバイケースの対応が必要です。

・食品（組成、均一性（加熱殺菌の中心部は温度が一番上がりにくい部分）、処理量、共存生物ほか）

・均一な組成の液体食品でも、対象生物種の分布が均一ではない場合もある。

・対象生物種（カビ・細菌・ウイルス・寄生虫、ほか）、菌株、菌量、菌の履歴（生育培地組成・温度）、環境適応・馴化、細胞周期、ほか

・対象生物種の細胞周期なども均一ではない。耐熱胞子がいないとしても、熱で全ての栄養細胞を殺菌することも確率的にゼロ（滅菌）にはならない。

・例外として、火山や温泉、海底などで生きている耐熱性の強い生物もいる。これらや耐熱芽胞菌の例外を除くと、その他の生物は63℃、30分間の加熱で生理活動を行うタンパク質（酵素など）や膜構造（リン脂質やタンパク質）が変性して活動がしだいに停止する。ウイルスも不活性化される。

　さらに詳しく知りたい場合は、専門書を参照されることをお薦めします。

潜伏期間・症状	予防のポイント	科学的データ
●潜伏期間は12〜48時間。 ●症状は嘔吐、下痢、発熱を主徴とした胃腸炎で、その症状はノロウイルスと同様。 ●ウイルスは発症後2〜4週間にわたり、患者の糞便中に排出される。	●ノロウイルスと同様に、患者の排泄物の適切な処理と手洗いの励行が必要。 ●85℃、1分間以上の加熱により殺菌できる。	●殺菌条件 85℃、1分間以上の加熱。

出典：
・食品安全委員会「食品の安全性に関する用語集 第6版（2019年12月）」
　https://www.fsc.go.jp/yougoshu.html
・食品安全委員会「主な食中毒の情報（リスクプロファイル）」
　https://www.fsc.go.jp/sonota/shokutyudoku.html
・食品安全委員会「食品により媒介される感染症等に関する文献調査報告書」
　https://www.fsc.go.jp/fsciis/survey/show/cho20110040001
・農林水産省「食品安全に関するリスクプロファイルシート」
　https://www.maff.go.jp/j/syouan/seisaku/risk_analysis/priority/hazardinfo.html

第2章 食中毒起因微生物

2-4 食品の腐敗と微生物

Point

➡ 腐敗とは微生物の作用で食品が食べられなくなることです。

➡ 同じような微生物作用でも、人間生活に有用な場合は発酵といいます。

➡ 腐敗した食品を食べても下痢（げり）、嘔吐（おうと）など特定の症状がみられるわけではありません。

➡ 食中毒は特定の病原微生物が食品中で増殖、または毒素を生産して、ヒトにその微生物特有の症状を起こすものです。

1 腐敗とは

「腐敗」とは、食品を放置しておくと、タンパク質や炭水化物などの成分が微生物や酵素の作用で分解され、次第に外観や臭い、味などが変化し、最後には食べられなくなってしまうことです。

魚や肉のタンパク質やアミノ酸などが分解され、硫化水素やアンモニアのような腐敗臭を生成する場合が腐敗の代表例ですが、米飯や野菜、果実類などでも起こります。

2 腐敗と発酵の違い

発酵も食品成分が微生物や酵素の働きによって次第に分解していく現象です。糖類が分解されて乳酸やアルコールなどが生成されてできるヨーグルトや酒などが代表的です。

糖類が分解される場合だけでなく、納豆のようにタンパク質が分解される場合も発酵といいます。原料や代謝産物、微生物の違いで腐敗と発酵が区別されるわけではありません。

微生物や酵素の作用のうち、人間生活に有用な場合を発酵、有害な場合を腐敗と呼んでいます。

3　腐敗と食中毒の違い

　腐敗は細菌の種類が特に限定されるわけではなく、一般的に細菌の数が食品 1 g 当たり 10^7〜10^8 個程度に増えた時に臭いや見かけによって感知されます。

　腐敗した食品を食べても下痢（げり）、嘔吐（おうと）など特定の症状が常にみられるわけではありません。これに対して、食中毒は食品衛生上問題となる特定の病原微生物（主に細菌、ウイルス）が食品に付着・増殖、または毒素を産生し、それを食べた人にその微生物特有の症状を起こすものです。

　食中毒菌が増殖していても食品は外見上は著しい変化を伴わないことが多いので、臭いや見かけで判断することは難しく、気づかずに食べてしまうことになります。

4　食品ごとの腐敗の特徴

(1)　腐敗の起こり方

　　食品にはさまざまな微生物が付着していますが、それらの微生物のすべてが腐敗に関与するわけではありません。食品がおかれた環境や食品成分に適したものだけが増殖して腐敗を起こします。

　　優勢に増殖した微生物が食品成分を分解することにより食品中の成分や pH などが変化します。その結果、周りの環境がすでに増殖した微生物にとって不利になると、代わってそれまで劣勢であった微生物のなかで、新しい環境に適したものが優勢化することになります。このように多くの食品中では微生物相が変遷しながら腐敗が進行します。

　　これらのうち、腐敗に主導的な役割を果たす微生物を腐敗微生物といいますが、それは食品の種類によってさまざまです。腐敗すると、食品成分はいろいろな化学物質に変化しますが、臭い成分は腐敗として最も感知されやすいものです。

(2)　食品ごとの腐敗の特徴

　　腐敗微生物の種類は、食品の種類やその保存条件などに応じてある程度規則性がみられます。

　　加工や保存法（乾燥、塩蔵、温度など）の影響も大きく、特に加熱殺菌工程があるような食品では、食品原料の種類よりも、加熱食品か非加熱食品かの区別が重要です。

　　魚介類、食肉、牛乳のような生鮮食品では、グラム陰性菌が主な腐敗菌になります。野菜、果実では細菌のほかにカビも腐敗の原因

となります（表2-10）。

　加熱工程のある容器包装詰め食品（缶詰など）では、耐熱性芽胞菌（加熱不足による）やカビ・酵母など（密封不良による）が主な腐敗細菌となります。

表2-10　食品と腐敗原因菌

魚介類	(1) 魚介類の体表には$10^3 \sim 10^5$個/cm^2程度の細菌が付着していますが、肉質が柔らかで自己消化作用が強く、また死後の筋肉のpH低下が比較的小さいため、腐敗細菌の増殖に適しています。 (2) 魚介類の付着細菌には低温でも増殖できるものが多いため、冷蔵でも比較的早く腐る傾向があります。
食肉	(1) 屠殺解体直後の牛枝肉には主に中温性の細菌がみられますが、枝肉が速やかに冷却されることにより低温性の細菌が優位になります。 (2) 枝肉が緩慢冷却され、肉の中心部が10℃以下になるまでに長時間かかると、肉の内部で細菌が増殖し、腐敗臭を発したり、緑変の原因となります。
牛乳	(1) 生乳には集乳時で一般に10^4個/ml程度の細菌が含まれています。生乳の細菌汚染は、乳房内での一次汚染、搾乳時の二次汚染および搾乳後工場に届くまでの間の増殖の3段階で起こります。 (2) 低温流通が普及した現状では、低温性の細菌が圧倒的に多く、菌数が1ml当たり$10^6 \sim 10^8$個程度に達すると、粘性、苦味、果実臭、腐敗臭、ゲル化などの変質の原因となります。
鶏卵	(1) 産卵直後の卵の内部はほぼ無菌ですが、卵殻の表面（洗浄前）には鶏卵1個当たり$10^6 \sim 10^7$個程度の付着細菌が存在し、洗浄卵でも$10^4 \sim 10^5$個程度存在します。 (2) 卵は、殻の表面にはムチン層（ムチンは粘性物質の一つ）があり、内側にも皮膜がありますので、付着細菌はここで侵入が阻止されます。 (3) 殻の表面が湿っていたり、ムチン薄皮が破損されると、殻に付着していた細菌が気孔から進入し、殻内部の皮膜で増殖し、さらに卵白に達します。卵白はpHが高く（約9.0〜9.6）、卵白中のリゾチームによってある程度増殖が抑えられます。しかし、これらの難関を突破して卵黄に達した細菌は急速に増殖して腐敗を起こすことになります。
野菜・果実	(1) 野菜では、輸送中や貯蔵中に起こる腐敗（病害）の3分の1が細菌によるものです。トマト、だいこん、はくさい、キャベツなどの軟腐病、きゅうりの斑点細菌病、トマトのかいよう病などがあります。 (2) 果実は、pHが2.3（レモン）〜5.0（バナナ）程度で、野菜（pH5.0〜7.0程度）に比べて低く、果皮が比較的、丈夫であるため、腐敗（病害）原因のほとんどは細菌ではなくカビによるものです。

缶詰・ レトルト食品	(1) 缶詰はボツリヌス菌の殺滅を目的として120℃、4分間相当以上（一般に108〜116℃で60〜120分間程度）の加熱が行われているため、保存性に優れています。 (2) 加熱不足や密封不良などによって製品が変敗することがあります。加熱不足の場合には耐熱性芽胞菌が原因となり、密封不良の場合はグラム陰性菌やカビが原因となります。
魚肉ねり製品	(1) ねり製品の加熱条件は、無包装・簡易包装かまぼこで75℃、数分間、包装かまぼこで80℃、数十分間程度であり、原材料に由来する耐熱性の強い菌種が生残し、腐敗の原因となります。 (2) ねり製品の腐敗原因菌は包装形態によって異なります。無包装および簡易包装製品では、表面が細菌やカビにより二次汚染を受けやすいため、表面から変敗が起こります。包装かまぼこでは、変敗菌は加熱後に生残する耐熱性芽胞菌による場合が多く、斑点や気泡、軟化、膨張などの変敗を生じます。
米飯	(1) 米飯は腐敗しやすい食品ですが、原因菌は穀物由来の耐熱性芽胞菌に限られます。 (2) 炊飯直後の米飯中の耐熱性芽胞菌の芽胞数は1g当たり10^2〜10^3個程度ですが、夏季などの高温条件下では、十数時間のうちに1g当たり10^7〜10^8個の菌数に達し腐敗に至ります。

5 腐敗による化学成分の変化

腐敗により食品成分はさまざまな変化を受けますが、臭い成分の変化が最も顕著です。特に魚介類や食肉またはその加工品のようなタンパク質やアミノ酸を多く含む食品で著しく発生します。

食品の腐敗臭は各種の臭い成分が混合したものですが、食品と腐敗臭には特徴的な関係があります。海産魚介類ではアンモニアとトリメチルアミン、食肉ではアンモニア、米飯や野菜ではアンモニアと有機酸、卵では硫化水素やメルカプタンが、それぞれの主な腐敗臭の成分です（表2-11）。

表 2-11　食品の主な腐敗臭成分

食品	臭い成分		特性
海産魚介類 食肉 米飯・野菜	アンモニア		・アンモニアは主に食品中のアミノ酸（タンパク質の分解物）に由来します。 ・サメ、エイなどの板鰓類（ばんさい）の魚では、筋肉中に多量の尿素を含んでいるため、各種細菌の作用によって多量のアンモニアを生成します。
海産魚介類	アンモニア、 トリメチルアミン		・トリメチルアミンは海産魚介類に特有の腐敗臭成分で、細菌によって生成されます。陸上動物ではトリメチルアミンは生成されません。
米飯・野菜	有機酸	インドール	・インドールは大便臭の成分で、細菌の作用によって生成されます。
		酪酸	・酪酸は食品が嫌気的な条件下で腐敗した際の代表的な腐敗臭成分の一つで、嫌気性細菌によって生成されます。
	アルコール類		・エチルアルコールをはじめとするアルコール類は酵母やヘテロ発酵型乳酸菌によって生成されます。食品の臭いのほか、味や保存性に関係します。
卵	硫化水素、 メルカプタン		・硫化水素、メチルメルカプタン、エチルメルカプタン、ジメチルサルファイドなどの硫黄化合物は微量でも感知されやすい成分であり、種々の細菌によって生成されます。

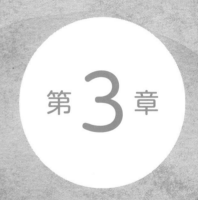

第 **3** 章

寄生虫

　日本における寄生虫性食中毒は戦後の一時期に比べると減少してきていますが、完全になくすことはできずにいます。その背景には日本における伝統的な生食文化があります。寄生虫による食中毒被害をなくすためには原因となる寄生虫と食品の特徴をよく知り、対策を立てていく必要があります。

3-1 寄生虫とは

Point

➡寄生虫は生存に宿主が必要です。

➡寄生虫が寄生、付着している食品を摂食することによってヒトは感染します。

➡加熱・冷凍処理は寄生虫による食中毒を予防するうえで有効な方法です。

➡日本人の生食を好む文化が寄生虫性食中毒発生の大きな要因の一つです。

寄生虫と健康被害

寄生虫は他の動物に宿り、その動物から栄養を得ながら生活する微生物です。寄生虫単独では生活し増殖することはできません。寄生される側の動物を「宿主」と呼び、その寄生虫の生活環によっては二つ以上の宿主をもつ場合があります。寄生虫の大きさ形はさまざまで、顕微鏡で観察しなければ確認できないものから全長数メートルに及ぶものまであります。寄生虫のヒトへの感染経路はいくつかあります。寄生虫自らが皮膚などを介してヒトの体内に侵入する場合や、マラリアのように蚊など他の生物を介してヒトへ侵入する場合があります。しかし、食中毒の原因になる寄生虫の場合、寄生虫が寄生している宿主や寄生虫が付着している食品を摂食することによってヒトに感染します。

戦後の日本における寄生虫感染症は国民病とも呼べるような状態でした。例えば化学肥料が普及するまでは、日本でも人糞が肥料として使用されていました。このため人糞に混じっていた回虫卵が野菜などに付着しヒトへの感染を引き起こしていました。その結果、昭和20年代では

日本人の60%が回虫に感染していたという報告もあります。その後、衛生教育や集団検便、化学肥料の普及により、また、自然環境の変化により宿主が生息できなくなるなどの要因によって、回虫をはじめとする寄生虫による健康被害は激減しました。

　しかし、日本では寄生虫による食中毒被害が相変わらず報告されています。その大きな原因として日本人が生食を好む文化をもっていることがあげられます。特に魚介類を中心に、依然として寄生虫による食中毒が発生しています。また、近年の自然食ブームや有機栽培食品を好む消費者の増加、さらにジビエ（野生鳥獣肉）の普及により、寄生虫による食中毒の増加が懸念されています。現在、日本で大きな問題となっている寄生虫を表3-1にあげました。

　寄生虫による食中毒の予防は大変難しく、絶対で確実な方法がないのが現状です。多くの寄生虫は肉眼で確認できないことが多く、調理時に取り除くことは困難です。また、寄生虫は冷凍または加熱により死滅するため食中毒予防には有効ですが、冷凍や加熱処理を行うことによってその食材の商品価値が低下してしまうため、実際には行われないケースも見られます。それぞれの寄生虫の特徴をよく知り、対策を立てるようにしましょう。

表3-1　食中毒の原因となる主な寄生虫

寄生虫	原因食品	症状	予防法
クドア	ヒラメ	一過性の下痢、嘔吐	冷凍、養殖場での防除
アニサキス	海産魚、イカ	激しい腹痛	冷凍または加熱
サルコシスティス	馬肉	一過性の下痢、嘔吐	冷凍
クリプトスポリジウム	飲料水	水様性下痢	煮沸、ろ過、紫外線処理

3-2 食中毒の原因となる 主な寄生虫の種類

クドア

Point

➡ クドアはヒラメなどの筋肉に寄生しており、ヒラメを生食することによってヒトへ感染します。

➡ 症状は一過性の下痢（げり）や嘔吐（おうと）で、潜伏時間が 2 ～ 12 時間と短いのが特徴です。

➡ クドア食中毒の発生には季節性があり、夏季に多く発生します。

➡ 冷凍処理によってクドアは死滅しますが、ヒラメの商品価値が低下するためあまり使用されていません。

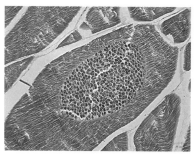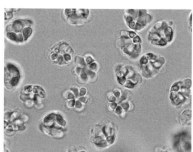

ヒラメの筋肉に寄生するクドア胞子（左）／クドア胞子（右）

1　食品への汚染経路

(1) クドアは粘液胞子虫と呼ばれる寄生虫の仲間で、分子分類学的にはクラゲの仲間に分類されます。クドアはヒラメと環形動物（ゴカイやミミズ）を宿主にします。

(2) クドアはヒラメの筋肉内に寄生し胞子の状態で存在します。クド

ア胞子は星形をしており、直径は 10μm 程度で、肉眼では観察することはできません。

(3)　ヒラメの死後、環形動物はヒラメの筋肉とともに胞子を摂食し、その消化管内でクドアは増殖します。その後、再び海中に放出されたクドアはヒラメの皮膚を通してヒラメの筋肉内に侵入し増殖します。自然界ではクドアはこのようなサイクルを繰り返して生活しています。

図 3-1　クドアの生活環とヒトへの感染経路

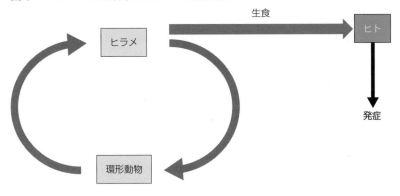

2　原因食品

(1)　クドアが寄生したヒラメを生食することによってヒトに感染します。以前は国産養殖ヒラメによる食中毒が多く発生していましたが、国内の養殖場におけるクドア対策が進んだことから、国産養殖ヒラメによる食中毒発生は激減しました。

(2)　年間 3,000 トン近いヒラメが海外から輸入されており、これら輸入ヒラメのクドア汚染が問題になっています。また、天然ヒラメによる食中毒事例も報告されています。発症するためには約 10^7 個の胞子を摂取する必要があると報告されています。そのため、少量のクドアが寄生しているヒラメを喫食しても発症しないと考えられています。

(3)　これまでの調査から、食中毒を引き起こすのに十分な量のクドアが寄生しているヒラメは市場で流通しているヒラメ数万尾につき 1 尾程度と考えられています。

3　ヒトへの影響

(1)　激しい下痢や嘔吐が引き起こされます。ヒラメを喫食後、2～12時間以内に発症します。この短い潜伏時間はクドア食中毒の大きな特徴となっています。

(2)　クドアはヒラメや環形動物に適応した寄生虫であるため、ヒト腸管内の温度、浸透圧はクドアの生存に適していません。また、クドアはヒトの腸管で分泌される胆汁に対して強い感受性を示すことが知られています。これらの要因によってクドアはヒトの腸管内で長期間生存できず、すぐに死滅します。このため症状は一時的なものであり24時間以内に症状は治まります。また、患者に対しても対症療法のみで特別な治療は行われません。

(3)　クドア食中毒の発生には明確な季節性が存在し、70% は夏季に発生します。しかし、その原因はよくわかっていません。

4　予防対策

(1)　冷凍もしくは加熱処理を行うことで、クドアは死滅します。しかし、ヒラメは新鮮な生のものが好まれるため、冷凍処理を行うことによって肉質が低下し、ヒラメの商品価値が大きく下がってしまいます。そのため冷凍処理はあまり行われていないのが現状です。

(2)　養殖段階でクドアに感染させないような対策が国内では取られています。輸入ヒラメに関しては、輸出国で出荷前にクドア感染の検査が、日本の検疫所ではクドアのモニタリング検査が行われています。

(3)　クドア食中毒が発生した場合、原因となったヒラメを廃棄することによって食中毒の拡大や再発を防止できるため、他に改善すべき点がない場合は飲食店に対して営業停止などの措置を行わなくてもよいことになっています。

⬤科 学 的 デ ー タ

➡ヒトが発症するために必要なクドアの胞子量は約 10^7 個である。

➡過去の事例ではヒラメ 1 g 当たり 10^6～10^7 個の胞子が寄生している場合が多くみられる。

➡ヒラメのお刺身一切れを約 10g とすると、クドアが寄生しているお刺身を一切れ食べただけで発症する可能性があることになる。

アニサキス

Point

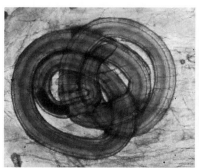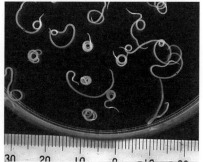

魚の筋肉内のアニサキス虫体（左）／アニサキス虫体（右）（写真提供：国立感染症研究所 杉山広氏）

1　食品への汚染経路

　アニサキスは海水中で卵が孵化しオキアミに食べられます。このオキアミを海産魚やイカなどが食べ、さらにこれらをクジラやイルカなどの海産哺乳類が食べます。最終的に海産哺乳類の胃で成虫になり、糞便とともに卵が海水中に排出されます。ヒトへはアニサキスが寄生している海産魚やイカを生食することによって感染します。

図 3-2　アニサキスの生活環とヒトへの感染経路

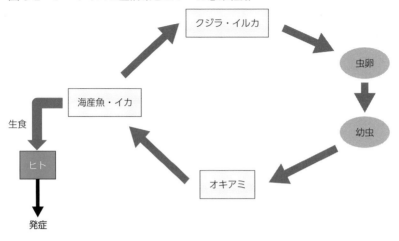

2　原因食品

（1）　アニサキスによる食中毒の原因となるのはアニサキスが寄生した
サバ類やイカ類です。他にサケ、サンマ、イワシなども原因食品に
なります。

（2）　アニサキスはこれら海産魚の内臓に寄生しており、魚の死後、内
臓から筋肉に移動し始めます。このアニサキスが移行した筋肉を生
食することによってヒトに感染します。これまでの調査では 74%
のマサバの内臓からアニサキスが検出されています。

3　ヒトへの影響

（1）　アニサキスが寄生している海産魚やイカを本来の宿主でないヒト
が生食すると、アニサキスが胃壁や腸壁に刺入します。この時に引
き起こされる症状は大きく急性型と緩和型とに分かれます。

（2）　急性型では魚介類を食べてから数時間から十数時間後にみぞおち
や下腹部に激痛が生じます。この急性型に関しては、アニサキスを
含んだ魚をはじめて喫食したときにアニサキスに対する免疫が確立
し、その後、再びアニサキスに感染することによって生じるアレル
ギー反応が発症に関与してる場合もあるとの報告があります。

（3）　緩和型は自覚症状がない場合が多く、胃壁や腸壁に肉芽腫を形成
するにとどまります。

（4）　治療は内視鏡により虫体を見つけ、生検鉗子で摘出します。

4 予防対策

(1) 加熱（60℃、1分以上）または冷凍（−20℃、24時間以上）によってアニサキスは死滅します。ヨーロッパでは生食または冷燻製用の魚および軟体動物類は冷凍処理することが義務づけられています。

(2) アニサキスは海産魚の内臓に寄生しており、その魚が死亡すると内臓から筋肉部位に移動します。そのため、自分で釣った魚や丸ごと1尾で購入した魚の場合には、すぐに内臓を取り除くことが予防に効果的です。

(3) 内臓自体や内臓の周りの肉の生食を避けるのも重要です。調理時には目視で虫体を確認し除去してください。

(4) しめさばのような一般的な料理で使用する程度の食酢での処理、塩漬け、醤油やわさびをつけるなどは予防に効果がありませんので注意が必要です。

トピックス

アニサキスによる食中毒は新鮮な魚を生食できる漁港の近くでこれまで多く発生していました。しかし近年、漁港から離れた都市部でもアニサキスによる食中毒が増加しています。この背景には輸送技術の発達により、魚を冷凍させることなく新鮮な冷蔵状態のままで輸送できるようになったことが大きな要因と考えられています。

科学的データ

➡ アニサキスによる食中毒は2013年には届け出事件数が88件に過ぎなかったが、2020年には386件にまで増加した。

➡ 2018年から2020年まで、ノロウイルスやカンピロバクターをおさえ、最も事件数の多い食中毒となっている。全国的な調査では年間2,000人以上の患者が発生しているとの報告があり、届け出されている事件は氷山の一角と考えられている。

サルコシスティス

Point

➡サルコシスティスが寄生している馬肉を食べてヒトは感染します。

➡症状は一過性の下痢<ruby>下痢<rt>げり</rt></ruby>、<ruby>嘔吐<rt>おうと</rt></ruby>です。

➡馬肉の冷凍処理が予防に重要です。

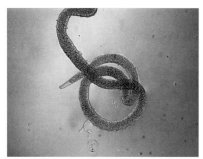 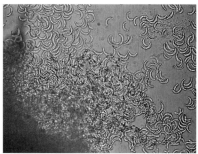

サルコシスティスのシスト（左）とシストから放出されたブラディゾイト（右）（写真提供：女子栄養大学　斉藤守弘氏）

1　食品への汚染経路

(1)　サルコシスティスはコクシジウム目に属する寄生虫です。食中毒の原因となるサルコシスティスはイヌに寄生しています。やがてイヌの糞便とともにサルコシスティスのスポロシストが排出され、これが土壌、水、飼料を汚染します。ウマへはこれらのものを介して感染します。その後、ウマの筋肉内で増殖しシストを形成します。

(2)　シスト内にはブラディゾイトと呼ばれる子虫が1万個以上含まれています。イヌはウマの筋肉とともにブラディゾイトを摂取することによって感染します。サルコシスティスはこのような生活サイクルを繰り返しています。

2　原因食品

サルコシスティスが寄生している馬肉を生で喫食することによってヒ

トに感染します。サルコシスティスはウマの筋肉に寄生しており、内臓からは検出されません。

図 3-3　サルコシスティスの生活環とヒトへの感染経路

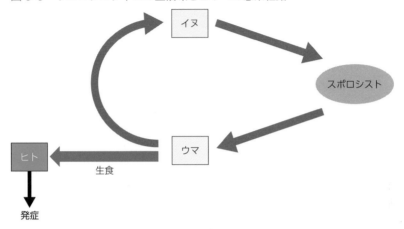

3　ヒトへの影響
　1～13時間程度の潜伏時間の後、下痢、嘔吐、吐き気、腹痛などの症状が見られます。さらに、悪寒、発熱、倦怠感、脱力感などの症状が見られます。ヒトには寄生しないと考えられています。

4　予防対策
　サルコシスティスは48時間以上の冷凍処理で死滅するため、馬肉の冷凍処理が予防のうえで重要です。現在、生産地における馬肉の冷凍処理が普及したためサルコシスティスによる食中毒は激減しています。

トピックス

　近年、シカをはじめとしたジビエ（野生鳥獣肉）の喫食がわが国でも盛んになりつつあります。しかし、ジビエにも多くのサルコシスティスが寄生しています。ジビエを喫食する際にも冷凍または加熱処理を徹底して行うことが食中毒予防に重要です。

クリプトスポリジウム

Point

➡クリプトスポリジウムに汚染された飲料水を介してヒトに感染します。

➡塩素消毒は効果がありません。

➡煮沸、ろ過、紫外線処理が予防に効果的です。

1　食品への汚染経路

　クリプトスポリジウムはヒトや動物の消化管内に寄生する単細胞の寄生虫です。この寄生虫は宿主の消化管内で増殖し、やがてオーシストとなり糞便とともに排出されます。この時に糞便とともにオーシストによって飲料水や食品が汚染され、これが食中毒の原因となります。

用語▶│オーシスト
　　　　原虫の発育ステージの一つであり、外側に厚い膜をもっています。

図 3-4　クリプトスポリジウムの生活環とヒトへの感染経路

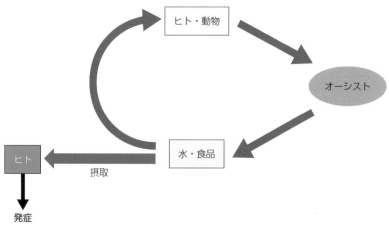

2　原因食品

　海外では飲料水、牛乳、野菜、果物による事例が報告されています。わが国では主に飲料水を介した集団食中毒が懸念されています。

3　ヒトへの影響

　水様性下痢を中心として発熱、嘔吐(おうと)、腹痛などを引き起こします。通常は数日から 2 週間程度で自然に治癒しますが、AIDS 患者のような免疫不全状態の患者では感染が持続し、死亡する場合があります。

4　予防対策

　クリプトスポリジウムは短時間の煮沸（71.1℃、15 秒）で容易に死滅します。また、ろ過や紫外線処理による不活化も効果的です。水道水で通常使用されている塩素消毒では死滅できないので、クリプトスポリジウムが混入する恐れがある場合には、ろ過または紫外線処理を行うことが水道法で定められています。

トピックス

わが国では 1996 年に埼玉県越生町でクリプトスポリジウムに汚染された水道水が原因で 9,000 人程度（町民の 70%）という大規模な集団感染が発生しました。海外では、1993 年にアメリカのミルウォーキーでクリプトスポリジウムに汚染された水道水の摂取により、40 万人の集団感染が発生しています。このように水道水を介して大規模な集団感染が発生するのが特徴です。また、クリプトスポリジウムは飲料水を介した感染だけでなく、プールでの集団感染も報告されています。クリプトスポリジウムの患者は下痢(げり)が治まっても、2 週間程度、便中にクリプトスポリジウムを排出することがありますので、プールの利用を控える必要があります。

その他の寄生虫

　日本よりも衛生状態のよくない国々では、寄生虫は食中毒の原因微生物として大きな位置を占めています。日本や海外で問題になっている寄生虫を表3-2にあげます。これらの寄生虫による健康被害は、日本では数が減りましたが、時折発生がみられており、今後とも監視を続けていく必要があります。

表3-2　国際的に問題になっているその他の寄生虫

寄生虫	感染源	主な症状
有鉤条虫	幼虫が寄生している豚肉。 虫卵に汚染された野菜。	腹部の不快感、下痢、腹痛。 虫卵を摂取した場合、幼虫が体の各部に病巣を形成し、寄生部位によっては（脳、眼など）重症に至る場合もある。
エキノコックス	虫卵に汚染された野菜、飲料水。	虫卵は腸管でふ化し、様々な臓器に迷入する。肝臓や肺に多く、肝腫大、黄疸、喀血などの症状がみられる。
トキソプラズマ	シスト*が含まれている豚肉、牛肉、鶏肉。	妊娠中の女性が初めて感染した場合、経胎盤感染が成立し、胎児の脳水腫、発育障害、流産、死産を引き起こす場合がある。
赤痢アメーバ	シスト*に汚染された野菜や飲料水。	下痢、粘血便。肝臓や肺、脳に移行し膿瘍を形成する場合もある。
旋毛虫（トリヒナ）	幼虫を含む豚肉やその加工品、クマ肉。	発熱、嘔吐、下痢、筋肉痛、倦怠感。
肝吸虫	メタセルカリア**が含まれている淡水魚。	倦怠感、下痢。進行すると黄疸、浮腫、腹水などが生じる。
回虫	虫卵が付着した野菜。	下痢、腹痛、食欲低下。
日本海裂頭条虫	サケ属の魚	下痢、腹部不快感、食欲低下、腹痛。
広節裂頭条虫	淡水魚	下痢、腹部不快感、食欲低下、悪性貧血。
マンソン裂頭条虫	カエル、ヘビ、ニワトリ、イノシシ	全身倦怠感、発熱。幼虫が体の各部に病巣を形成することがあり、寄生部位によっては重症化する。

| 肺吸虫 | サワガニ、モクズガニ | 血痰、気胸、胸水貯留、胸痛。 |
| 旋尾線虫 | ホタルイカ | 幼虫が皮下で爬行するためミミズ腫れが生じる。腸閉塞もみられる。 |

*外側に厚い膜をもち、一時的に休眠している寄生虫の状態
**吸虫の幼生

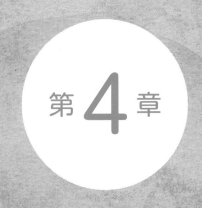

第 **4** 章

自然毒

　動植物が体内にもっている毒成分を自然毒といい、動物性自然毒と植物性自然毒に分けられます。自然毒による食中毒は、全食中毒の事件数の8％程度、患者数の1％程度とそれほど多くありませんが、死者数の半分近くを占めています。

動物性自然毒

動物性自然毒による食中毒の発生状況

Point

➡食中毒の原因となる動物性自然毒はすべて魚介類由来です。

➡自然毒による食中毒の約1/3は動物性自然毒が原因です。

➡動物性自然毒による食中毒の事件数、患者数、死者数の半分以上はフグ中毒が占めています。

1　フグ中毒の発生状況

(1)　最近10年間（2011〜2020年）の自然毒による食中毒発生状況を図4-1に示します。動物性自然毒による中毒が約1/3を占めており、そのうち事件数、患者数、死者数の半分以上はフグ中毒です。日本人ほどフグを多量に消費する国民はないという特殊事情を反映し、フグ中毒が非常に多く、中毒死者も多いというのはわが国における食中毒の大きな特徴です。

(2)　フグの食習慣は西日本で広まっているので、中毒も西日本、特に山口県、広島県、岡山県、兵庫県、愛媛県など瀬戸内海沿岸の県で多発しています。

(3)　中毒はフグの旬である冬季に多い傾向はあるものの、冷凍フグの流通が盛んになってきたためか最近では年間を通して発生するようになっています。

(4)　原因施設別に中毒発生状況をながめると、家庭での発生が目立ち、事件数の約80％を占めています。フグの素人料理がいかに危険であるかを意味しています。一方、残りの中毒事件のほとんどは飲食店または販売店が原因施設で、行政指導の徹底が望まれます。

図 4-1　自然毒による食中毒発生状況（2011〜2020年）

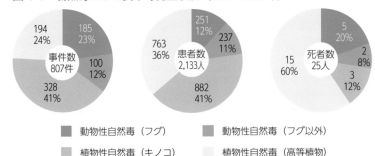

事件数
807件
194 24%
185 23%
100 12%
328 41%

患者数
2,133人
251 12%
237 11%
763 36%
882 41%

死者数
25人
5 20%
2 8%
3 12%
15 60%

■ 動物性自然毒（フグ）　　　　■ 動物性自然毒（フグ以外）
■ 植物性自然毒（キノコ）　　　■ 植物性自然毒（高等植物）

注：ハコフグによる中毒（事件数4件、患者数5人）は、フグ以外の動物性自
　　然毒中毒として処理しています。

2　フグ毒以外の動物性自然毒による食中毒の発生状況

(1)　フグ毒以外の動物性自然毒による最近10年間（2011〜2020年）
　　の食中毒の内訳を表 4-1 に示しますが、シガテラ毒およびテトラミ
　　ンによる中毒が特に多く、両者で事件数、患者数の約70%を占め
　　ています。

(2)　シガテラ毒とテトラミンによる中毒に次いで、アオブダイ、ハコ
　　フグおよびクエの摂食を原因とするパリトキシン様毒による中毒が
　　多く発生しています。パリトキシン様毒は致命的で、フグ毒以外の
　　動物性自然毒による中毒死者2人はパリトキシン様毒が原因です。

表 4-1　フグ中毒以外の動物性自然毒による食中毒発生状況（2011〜2020年）

毒成分	原因魚介類	事件数（件）	患者数（人）	死者数（人）
シガテラ毒	バラハタ	9	21	0
	イッテンフエダイ	7	23	0
	バラフエダイ	5	17	0
	その他のシガテラ魚	5	8	0
	種類不明	15	36	0

テトラミン	ヒメエゾボラ	8	12	0
	エゾボラモドキ	7	14	0
	その他のエゾバイ科巻貝	9	29	0
	種類不明	7	8	0
パリトキシン様毒	アオブダイ	5	9	2
	ハコフグ	4	5	0
	クエ	1	2	0
	ハタ科（種類不明）	1	14	0
麻痺性貝毒	ムラサキイガイ	4	8	0
	アサリ	2	3	0
	ホタテガイ	1	4	0
	ナミガイ	1	1	0
ビタミンA	イシナギ	2	11	0
ジノグネリン	タウエガジ	1	2	0
	ナガズカ	1	1	0
5α-キプリノール	コイ	1	1	0
テトロドトキシン	キンシバイ	1	1	0
不明	種類不明	3	7	0
合計		100	237	2

フグ毒

Point

➡フグの毒性は、種類、個体、組織、生息海域によって大きく異なります。

➡フグ毒の本体はテトロドトキシンという神経毒です。

➡フグ毒はフグ以外の生物にも広く分布し、巻貝類に含まれるフグ毒は食中毒を引き起こすことがあります。

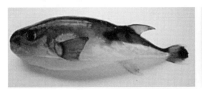 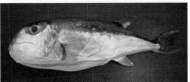

クロサバフグ（左）/ ドクサバフグ（右）

1　フグ毒の特性

(1)　フグの毒性

① フグ目（フグもく）はフグ科、ウチワフグ科、ハリセンボン科、ハコフグ科などで構成されていますが、フグ毒（テトロドトキシン）をもつものはフグ科に限られています。

② 日本産フグ科魚類の組織別毒性を表4-2に示します。フグの毒性は個体差が著しく、同じ種類であっても無毒の個体から猛毒の個体までみられることがよくあります。食品衛生上の観点から、表4-2はこれまでに調べられた検体のなかの最高毒性に基づいて作られています。

③ フグの毒性は種類によって大きく異なります。これまでの試験データでは、カワフグ（ヨリトフグ）、クマサカフグ、クロサバフグおよびシロサバフグの4種はすべての組織が無毒ですが、ドクサバフグ、クサフグ、ヒガンフグなどのように筋肉を含めたすべての組織が有毒の種類もいます。

④ フグの毒性は組織によっても大きく異なります。有毒種では一般に、卵巣と肝臓の毒性が高いといえます。

表 4-2　日本産フグ科魚類の組織別毒性

種類	卵巣	精巣	肝臓	皮	腸	筋肉
キタマクラ属						
キタマクラ	○		△	▲	△	○
ヨリトフグ属						
カワフグ（ヨリトフグ）	○	○	○	○	○	○
サバフグ属						
カナフグ	△	○	●	○	△	○
クマサカフグ	○	○	○	○		○
クロサバフグ	○	○	○	○	○	○
シロサバフグ	○	○	○	○	○	○
ドクサバフグ	●	▲	▲	▲	▲	▲
センニンフグ	●		▲	△	▲	△
トラフグ属						
アカメフグ	●	○	▲	▲	△	○
カラス	●		●			
クサフグ	●	△	●	▲	●	△
ゴマフグ	●	△	●	▲	○	△
コモンフグ	●	○	●	▲	▲	▲
サンサイフグ	▲	○	▲	△	▲	○
シマフグ	▲	○	▲	▲		
ショウサイフグ	●	△	▲	▲	▲	
トラフグ	▲	○	▲	○	○	○
ナシフグ	●	△	▲	●	△	△
ナメラダマシ	▲	○	△	△	△	○
ヒガンフグ	●	▲	●	▲	▲	▲
マフグ	●	○	●	▲	▲	○
ムシフグ	▲	○	▲	▲	△	○
メフグ	●	○	▲	▲	▲	○
モヨウフグ属						
シロアミフグ	●		△	○	○	○
ホシフグ	▲	○	○	△	△	○

●猛毒（1,000MU/g 以上）　▲強毒（100MU/g 以上～1,000MU/g 未満）
△弱毒（10MU/g 以上～100MU/g 未満）　○無毒（10MU/g 未満）
※フグの毒性は、組織1g当たりのMU（マウスユニット）という単位によっ
　て表示されています。1MU は体重20gのマウスを30分で死亡させる毒量
　と定義されています。

118

(2)　毒成分

　　① 　フグ毒の本体はテトロドトキシンで、微量ですがテトロドトキシンに類似した毒成分も検出されています。

　　② 　近年、テトロドトキシンとは異なる毒成分を主成分としてもつフグが見つかっています。例えばタイやカンボジアの淡水産テトラオドン属、米国フロリダ近海のヨリトフグ属、日本沿岸のホシフグ（卵巣）などでは麻痺性貝毒が、バングラデシュの淡水産テトラオドン属ではパリトキシン様毒が主成分であることが報告されています。

　　③ 　テトロドトキシンは弱酸性溶液中では加熱に対して安定ですが、アルカリ性溶液や強酸性溶液中では不安定です。フグ鍋のような一般的な加熱調理では分解しません。

　　④ 　テトロドトキシンのヒトに対する致死量は $1 \sim 2\,mg$（5,000～10,000MU）と推定されています。

(3)　自然界におけるフグ毒の分布

　　① 　テトロドトキシンをもっている動物はフグだけではありません。両生類のヤドクガエル類およびイモリ類、魚類のツムギハゼ、棘皮動物のモミジガイ類（ヒトデの仲間）、節足動物のオウギガニ類、軟体動物のヒョウモンダコおよび肉食性巻貝（ボウシュウボラ、バイ、キンシバイなど）、扁形動物のツノヒラムシ類、紐形動物のヒモムシ類、紅藻のヒメモサズキなど、多様な生物に存在が確認されています。このうち、肉食性巻貝ではテトロドトキシン中毒の例もあります。

　　② 　フグの腸内細菌や海洋細菌（ビブリオ属、シュードモナス属など）のなかにはテトロドトキシンを産生するものが見いだされています。そのためテトロドトキシンは、細菌から始まる食物連鎖を通してテトロドトキシン保有動物に蓄積されると考えられています。

2　ヒトへの影響（中毒症状）

(1)　中毒症状は食後 20 分～ 3 時間で現れます。

(2)　唇、舌先のしびれから始まり、指先のしびれが続きます。頭痛や腹痛を伴うこともあります。次いで歩行困難、言語障害が起こり、重症の場合は呼吸麻痺により死亡します。

(3)　致死時間は食後 4 ～ 6 時間程度です。なお、中毒症状が現れても

8時間以上生命を維持できれば回復するといわれています。

(4) 現在のところ、フグ中毒に対する有効な治療法や解毒剤はありません。食べたものを吐き出させるとか人工呼吸といった応急処置がとられます。

3 予防対策（中毒対策）

(1) 1983年12月2日に厚生省（現・厚生労働省）は、「フグの衛生確保について」（環乳第59号）を通知し、処理等によりヒトの健康を損なうおそれがないと認められるフグの種類（日本沿岸域、日本海、渤海、黄海および東シナ海で漁獲される21種）および部位（筋肉、皮、精巣）を明示しています。

(2) コモンフグおよびヒガンフグについては、筋肉は食用可とされていますが、毒性が高いことが報告された岩手県越喜来湾および釜石湾ならびに宮城県雄勝湾で漁獲されたものは対象外になっています。

(3) ナシフグは原則として食用不可です。ただし、筋肉（骨を含む）は有明海、橘湾、香川県および岡山県の瀬戸内海域で漁獲されたもの、精巣は有明海、橘湾で漁獲され、長崎県が定める要領に基づき処理されたものに限って食用が認められています。

(4) 21種フグの卵巣および皮を十分に塩蔵し（卵巣は2年以上、皮は6か月以上）、毒力がおおむね10MU/g以下であることを確認した場合、販売などが認められています。

(5) フグ加工品等については、食中毒発生時の遡りの観点から、原料フグの種類、加工年月日、Lot番号等を表示するよう、消費者庁から「フグ加工品等の表示について」（2010年9月10日消食表第326号）によって通知されています。

(6) 各都道府県ではフグの販売や処理、フグ処理者の認定基準などに関する条例を定め、フグ中毒の防止に努めています。

(7) 食品衛生法の改正により、2021年6月1日から、同法によるフグ処理業の営業許可が必要となりました。

●科 学 的 デ ー タ
➡フグ中毒発症は食後20分〜3時間である。
➡フグ中毒致死時間は食後4〜6時間である。
➡テトロドトキシンのヒトに対する致死量は1〜2mgである。

トピックス

スーパーでフグの肝臓を販売

2018年1月に、愛知県蒲郡市のスーパーマーケットでヨリトフグの肝臓を含む切り身を販売していたことが発覚しました。11パック販売されたうちの9パックは回収され、2パックはすでに消費されていましたが、幸い健康被害はありませんでした。スーパーマーケット側は「フグの肝臓を以前から販売していた。無毒なので、売っても構わないと思っていた。」と話したそうです。ヨリトフグは、これまでの毒性試験データからはすべての部位が無毒と判断されていますが（表4-2参照）、厚生労働省が販売を認めている21種のフグのなかには入っていません。また、そもそも肝臓の販売は、ヨリトフグに限らずすべてのフグに対して禁止されています。したがって今回の件は、食品衛生法違反ということになります。

シガテラ毒

Point

→ シガテラとは、シガトキシン類による魚類食中毒で、主としてサンゴ礁海域に生息する魚類が原因になります。

→ シガテラは世界最大規模の魚類による自然毒食中毒で、中毒患者数は毎年2万人以上と推定されています。

→ シガテラの特徴的な症状はドライアイスセンセーションという温度感覚の異常です。

→ シガトキシン類の産生者は有毒プランクトン（渦鞭毛藻）です。

ドライアイスセンセーション

温度感覚異常で、冷たいものに触れたときに電気刺激のような痛みを感じたり、冷水を口に含んだ時にサイダーを飲んだような「ピリピリ感」を感じたりします。

渦鞭毛藻
渦鞭毛藻は海域・淡水域共に広く分布する植物プランクトンで、多くの種類が毒素を産生する能力をもっています。

1 シガテラ毒の特性

(1) 有毒魚

① シガテラ毒魚は 400 種以上に及ぶといわれています。わが国で中毒原因となる魚種は、ウツボ科のドクウツボ、ハタ科のバラハタ、アカマダラハタ、オオアオノメアラ、アズキハタ、フエダイ科のイッテンフエダイ、バラフエダイ、イトフキフエダイ、イシダイ科のイシガキダイ、アジ科のヒラマサなどです。

② 中毒のほとんどは沖縄県で起こっていますが、1949 年に東京都で発生したオニカマス（別名ドクカマス）による中毒事件をはじめ、南方から持ち込まれた魚によるシガテラ中毒が本州でも散発しています。また、本州や九州の沿岸で漁獲されたイシガキダイ、ヒラマサ、カンパチによる中毒もあります。

③ 毒性は藻食魚よりも肉食魚のほうが、小型魚よりも大型魚のほうが一般に高い傾向があります。

④ 同じ魚種でも、個体、漁獲場所により無毒から強毒まで著しい差があります。また、それまで無毒であった海域でも突然毒化することがあります。そのため、中毒発生の予知はきわめて困難であり、南方海域の漁業資源の開発にとっても大きな障害になっています。

⑤ 有毒魚の場合、毒性は内臓が高い傾向を示しますが、筋肉も有毒であることが多く、食中毒の大半は筋肉の摂食によって起こっています。

(2) 毒成分および毒化機構

① シガテラ毒の本体はシガトキシン類という神経毒で、最も主要な成分はシガトキシン 1 B です。シガトキシン類のほかに、サザナミハギからは水溶性のマイトトキシンが検出されています。

② フグ毒（テトロドトキシン）と比べると、シガトキシン 1 B は

約 30 倍、マイトトキシンは約 200 倍の毒性を示します。マイト
トキシンの毒性は、微生物由来の毒成分を除く生物毒の中で最強
です。
③　シガテラ毒の産生者は有毒プランクトン（渦鞭毛藻）で、石灰
藻などの海藻に付着しています。藻食魚は海藻とともに有毒プラ
ンクトンを取り込んで毒成分を蓄積し、次いで藻食魚を餌とする
肉食魚へ移行・蓄積されます。

2　ヒトへの影響（中毒症状）

(1)　通常、食後 1 ～ 8 時間で発症しますが、時には 2 日以上のことも
あります。
(2)　中毒症状は複雑で、最も主要な神経系障害（ドライアイスセン
セーション、関節痛、筋肉痛、掻痒、しびれなど）のほかに、消化
器系障害（下痢、嘔吐、腹痛など）や循環器系障害（血圧低下など）
もみられます。
(3)　死亡例はまれですが、神経系障害は長時間持続することが多く、
重症の場合は回復に数か月から 1 年以上を要することもあります。

3　予防対策（中毒対策）

(1)　1949 年に東京都で中毒事件を引き起こしたオニカマスは、1953
年に販売禁止になっています（衛環発第 20 号厚生省通知）。また、
アカマダラハタ、アマダレドクハタ、オニカマス、バラハタ、バラ
フエダイ、フエドクタルミ（ヒメフエダイ）、アオノメハタ、オジ
ロバラハタ、マダラハタおよびオオメカマスの 10 魚種は輸入禁止
になっています（「シガテラ毒魚の取扱いについて」2001 年 1 月 22
日厚生労働省事務連絡）。
(2)　その他のシガテラ毒魚については、都道府県ごとに食用としない
よう指導し、中毒の防止を図っています。また、各地の魚市場では
見つけしだい廃棄処分にしています。

麻痺性貝毒

Point

→ 麻痺性貝毒の産生者は有毒プランクトン（渦鞭毛藻）です。

→ 麻痺性貝毒には、サキシトキシン類、ゴニオトキシン類など多数
の同族体があります。

→ 貝類の可食部 1 g 当たりの毒性が 4 MU を超えると出荷を規制し
ています。

1 麻痺性貝毒の特性

⑴ 麻痺性貝毒（PSP）としては、サキシトキシン類、ゴニオトキシ
ン類など 30 成分近くが知られています。

⑵ PSP は有毒プランクトン（渦鞭毛藻）が産生します。プランク
トンを餌としている二枚貝が有毒プランクトンから PSP を主に中
腸腺に蓄積し、中毒を引き起こします。

⑶ 日本では 1975 年に、三重県尾鷲湾においてアレキサンドリウム・
カテネラによる赤潮が初めて観察され、貝類に PSP が検出されま
した。その後、日本各地で有毒プランクトンによる赤潮が発生し、
二枚貝の毒化がしばしばみられるようになりました。

⑷ PSP で毒化した二枚貝による中毒事件は、2021 年 6 月末までに
少なくとも 19 件発生し、患者 84 人中 2 人が死亡しています。

⑸ PSP は有毒プランクトンが産生するので、二枚貝以外にもプラ
ンクトンを餌とする動物は毒化する可能性があります。実際、マボ
ヤが PSP を蓄積し中毒原因となった例もあります。

⑹ 二枚貝のほかに、各種カニ類（オウギガニ科のウモレオウギガニ、
スベスベマンジュウガニおよびツブヒラアシオウギガニ、クリガニ
科のトゲクリガニなど）、マルオカブトガニ、ロブスターなどの甲
殻類にも PSP が確認されています。さらに、1994 年にスペインか
ら輸入されたセイヨウトコブシにも高濃度の PSP が検出されて問
題になったことがあります。甲殻類やセイヨウトコブシの毒化機構
は不明です。

2　ヒトへの影響（中毒症状）

　PSP による中毒症状はフグ中毒とほぼ同じで、食後 30 分程度で症状が現れ、重症の場合は呼吸麻痺により死亡することがあります。死亡率が高いため欧米では古くから恐れられています。

3　予防対策（中毒対策）

(1)　毒化した貝類は外見ではわかりませんし、一般的な加熱調理では PSP は分解しません。

(2)　定期的に有毒プランクトンの出現を監視するとともに重要貝類の毒性値を測定し、可食部 1 g 当たりの毒性が 4 MU（PSP の場合、体重 20 g のマウスを 15 分で殺す毒量が 1 MU と定義されています）を超えると出荷を規制しています（2015 年 3 月 6 日食安発 0306 第 1 号）。なお、出荷規制値は、二枚貝を捕食する生物（甲殻類や巻貝など）にも適用されています（2004 年 4 月 13 日食安監発第 0413003 号）。

下痢性貝毒

Point

➡下痢性貝毒の産生者は有毒プランクトン（渦鞭毛藻）です。

➡下痢性貝毒は、オカダ酸およびその同族体であるジノフィシストキシン類です。

➡貝類の可食部 1 kg 当たり 0.16mg オカダ酸当量を超えると出荷を規制しています。

1　下痢性貝毒の特性

(1)　下痢性貝毒（DSP）としては、オカダ酸（OA）とその同族体である 3 成分のジノフィシストキシン類（DTX 1 ～ 3）が知られています。

(2)　DSP はジノフィシス属の数種プランクトン（渦鞭毛藻）が産生し、二枚貝は有毒プランクトンから DSP を取り込み、中腸腺に蓄積します。

⑶ 1976年に宮城県と岩手県で、ムラサキイガイの摂食により消化器系障害を伴った新しいタイプの食中毒が発生し、この中毒事件を契機にDSPが発見されました。

⑷ 同様の中毒事件は、1980年代前半まで、ムラサキイガイ、ホタテガイ、コタマガイなどの二枚貝の摂食により東北地方を中心に続発しました。さらにわが国だけでなく、ヨーロッパなどでも主としてムラサキイガイの摂食により起こっています。

⑸ DSPによる中毒は、自然毒中毒としては珍しく大規模な集団食中毒を起こす傾向があります（1981年のスペインでの中毒では約5,000人の患者を出しています）。

2 ヒトへの影響（中毒症状）

食後30分～4時間の短時間で、下痢_{げり}をはじめとした吐き気、嘔吐_{おうと}、腹痛などの消化器系障害が現れます。通常3日以内に回復し、死亡することはありません。

3 予防対策（中毒対策）

⑴ PSPの場合と同様に、毒化した貝類は外見ではわかりませんし、一般的な加熱調理ではDSPは分解しません。

⑵ 有毒プランクトンの監視と重要貝類の毒成分分析を定期的に実施しています。可食部1kg当たり0.16mgOA当量（DTX1～3の毒量もすべてOAに換算しています）を超えると出荷を規制しています（2015年3月6日食安発0306第1号）。

その他の動物性自然毒

Point

➡魚類の毒としては、死亡例もあるパリトキシン様毒、コイの胆のう毒のほか、魚卵毒、異常脂質、ビタミンAがあげられます。
➡貝類の毒としては、二枚貝の記憶喪失性貝毒、巻貝のテトラミンがあげられます。

その他の動物性自然毒とその特性およびヒトへの影響を表4-3に示し

ます。

表4-3　その他の動物性自然毒の特性およびヒトへの影響

動物性自然毒	特性／ヒトへの影響
パリトキシン様毒	□パリトキシンは刺胞動物イワスナギンチャク類に最初に見いだされた毒成分です。毒性はフグ毒の約60倍に相当します。 □パリトキシン様毒による食中毒は、わが国ではアオブダイやハコフグ類の摂食で発生し、死者も出しています（表4-1参照）。 □潜伏時間は12〜24時間と比較的長いのが特徴です。主な症状は横紋筋の融解による激しい筋肉痛で、しばしば黒褐色の排尿（ミオグロビン尿症）を伴います。呼吸困難、歩行困難、胸部の圧迫、麻痺、けいれんなどがみられることもあり、重症の場合には死に至ります。回復には数日から数週間かかり、また致死時間は十数時間から数日間と広範囲です。
コイの胆のう毒	□中国や東南アジアでは、ソウギョの胆のうを食べて腎不全や肝不全を伴った中毒が発生し死者も出ています。わが国でもコイの胆のうの摂食による同様の中毒例があります。 □毒成分は5α-キプリノール硫酸エステルです。
魚卵毒	□卵巣を食べると嘔吐、下痢、腹痛などの胃腸障害を引き起こす魚が知られています。わが国では北海道を主産地とするタウエガジ科のナガズカが有名で、まれに食中毒の原因となっています。 □毒成分はジノグネリンA〜Dです。
異常脂質	□ギンダラ科のアブラボウズの場合、脂質含量が50%近くに達することもあるほど異常に高濃度なため食べると下痢が起こります。 □クロタチカマス科のバラムツおよびアブラソコムツの場合、脂質含量が約20%と高いばかりでなく、脂質の主成分はワックスエステルで食べると下痢が起こります。 □バラムツは1970年に、アブラソコムツは1981年に食用禁止措置がとられています。
ビタミンA過剰症	□ハタ科のイシナギは肝臓に高濃度のビタミンAを含んでおり、食べるとビタミンA過剰症と呼ばれる中毒が引き起こされます。 □食後30分〜12時間で発症し、激しい頭痛、発熱、吐き気などがみられます。2日目頃からは顔面や頭部の皮膚の剥離という特異な症状が伴います。 □イシナギの肝臓は1960年以来食用禁止になっています。
二枚貝の記憶喪失性貝毒	□1987年11〜12月にカナダ大西洋岸のプリンスエドワード島周辺で、ムラサキイガイの摂食により死者3人を含む患者100人以上の集団食中毒が発生しました。吐き気、嘔吐、腹痛、下痢、頭痛が起こり、重症の患者では記憶喪失、混乱、平衡感覚の喪失、けいれん、昏睡がみられました。この中毒事件以降、記憶喪失性貝毒による中毒は起こっていません。 □記憶障害という特異な症状がみられたため、毒成分は記憶喪失性貝毒と名付けられました。毒成分の本体はアミノ酸の一種ドウモイ酸で、鹿児島県徳之島で回虫駆虫のために煎じて飲まれていた紅藻ハナヤナギ（現地名ドウモイ）の駆虫成分としてすでに知られていた

化合物です。

□ドウモイ酸の産生者は有毒プランクトン（珪藻）です。有毒珪藻は日本沿岸にも生息していますので、ドウモイ酸による貝類の毒化に対する警戒が必要です。

巻貝のテトラミン（巻貝の唾液腺毒）	□エゾバイ科エゾボラ属の巻貝（ヒメエゾボラ、エゾボラモドキ、ヒメエゾボラモドキなど）は、ツブとかツブ貝という俗称で流通し食用にされていますが、しばしば中毒を引き起こしています（表4-1参照）。 □潜伏期間は30分～1時間と短く、頭痛、めまい、船酔い感、酩酊感、視覚異常などの症状が現れます。通常、数時間で回復し死亡することはありません。 □毒成分はテトラミンで、唾液腺にのみ高濃度に含まれていますので、唾液腺を除去すれば食中毒の心配はありません。

4-2 植物性自然毒

植物性自然毒による食中毒の発生状況

Point

➡ 植物性自然毒はキノコの毒と高等植物の毒に分けられます。

➡ 植物性自然毒による食中毒の事件数および患者数の半分以上を
キノコ中毒が占めています。

1 キノコ中毒の発生状況

(1) 最近10年間（2011〜2020年）の植物性自然毒による食中毒のう
ち、キノコ中毒が事件数の63%、患者数の54%を占めています（図
4-1参照）。キノコ中毒による死者数はかつては1〜2人／年でし
たが、最近10年間ではわずか3人で減少傾向が見られます。

(2) 最近10年間（2011〜2020年）のキノコ中毒の発生状況を、原因
種類別に事件数の多い順に表4-4に示しますが、ツキヨタケとクサ
ウラベニタケの上位2種で事件数の62%および患者数の72%を占
めています。

(3) ツキヨタケおよびクサウラベニタケによる中毒は多いにもかかわ
らず、死に至ることはまれです（1989年以降、ツキヨタケによる
死者2人が報告されているのみです）。一方、中毒事件数は少なく
ても死者を出している猛毒キノコは、ドクツルタケ、シロタマゴテ
ングタケ、ニセクロハツ、カエンタケ、タマゴタケモドキおよびニ
ガクリタケです。

(4) 西日本で多発しているフグ中毒とは対照的に、キノコ中毒は東日
本（北海道、東北、上信越）での発生が圧倒的に多いといえます。

(5) 中毒の月別発生状況をみると、キノコ狩りの季節である9月と
10月に集中しており、この2か月で事件数および患者数の90%近

第4章 自然毒

129

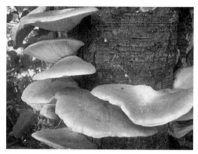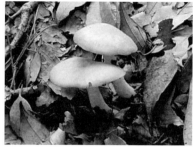

ツキヨタケ（左）/ クサウラベニタケ（右）

くを占めています。

(6) 原因施設別発生状況の点では、フグ中毒同様に家庭での発生が圧倒的に多く、約90％を占めています。毒キノコは一見食用キノコと類似しているものが多いため、野山にハイキングに出かけたときなどに誤って採取し、家庭で調理することが中毒につながっています。

表 4-4　キノコの種類別中毒発生状況（2011～2020年）

順位	種類	事件数（件）	患者数（人）	死者数（人）
1	ツキヨタケ	159	497	0
2	クサウラベニタケ	45	134	0
3	テングタケ	18	29	0
4	イボテングタケ	11	15	0
5	ドクササコ	10	16	0
6	カキシメジ	8	23	0
7	オオシロカラカサタケ	7	12	0
8	イッポンシメジ	5	16	0
9	ニセショウロ	3	6	0
	オオワライタケ	3	4	0

	コレラタケ	2	6	0
11	ハイイロシメジ	2	4	0
	ドクツルタケ	2	2	1
	タマゴタケモドキ	2	2	0
	タマネギモドキ	2	2	0
	ドクカラカサタケ	2	2	0
	その他	19	37	1 *
	種類不明	28	75	1
合計		328	882	3

＊ニセクロハツによる死者

2 高等植物による食中毒の発生状況

(1) 最近 10 年間（2011〜2020 年）の高等植物による食中毒の発生状況を、原因種類別に事件数の多い順に表 4-5 に示します。

(2) スイセンによる中毒が 61 件と最も多く、バイケイソウ、ジャガイモ、イヌサフラン、クワズイモ、チョウセンアサガオが続きます。

(3) 近年、スイセン、イヌサフラン、クワズイモといった観葉植物による中毒が増加傾向にあります。なかでもイヌサフラン中毒による致死率の高さ（患者 24 人中 10 人が死亡）が目立ちますし、スイセン中毒においても死亡することがありますので、これら 2 種については今後の警戒が特に必要です。

(4) ジャガイモによる中毒は、事件数（18 件）の割に患者数（285 人）が非常に多くなっていますが、ほとんどが学校などでの集団食中毒のためです。

表 4-5 高等植物の種類別中毒発生状況（2011〜2020年）

順位	中毒原因植物	事件数（件）	患者数（人）	死者数（人）
1	スイセン	61	203	1
2	バイケイソウ（コバイケイソウを含む）	22	49	0

3	ジャガイモ	18	285	0
4	イヌサフラン	17	24	10
5	クワズイモ	16	35	0
6	チョウセンアサガオ（キダチチョウセンアサガオを含む）	14	39	0
7	トリカブト	9	17	3
8	ヨウシュヤマゴボウ	4	4	0
9	ヒョウタン	3	20	0
	ユウガオ	3	9	0
	ハシリドコロ	3	8	0
	その他	19	52	1 *
	種類不明	5	18	0
合計		194	763	15

＊グロリオサによる死者

キノコ毒

Point

➡ キノコの毒成分は多様ですが、いずれも化学的に安定な物質で、通常の加熱調理で毒性を失うことはありません。

➡ 中毒症状との関連で、主として消化器系症状を起こす毒（ツキヨタケやクサウラベニタケなどの毒）、コレラ様症状を起こす毒（ドクツルタケやシロタマゴテングタケなどの毒）、神経系症状を起こす毒（ドクササコ、テングタケ、ヒカゲシビレタケなどの毒）に分けられます。

主な有毒キノコの特性とヒトへの影響を表 4-6 に示します。

表 4-6　主な有毒キノコの特性およびヒトへの影響

有毒キノコ	特性	ヒトへの影響（症状）
ツキヨタケ（キシメジ科）	名前は暗所で青白いりん光を発することに由来しています。形はヒラタケ、色はシイタケに似ているのでしばしば誤食され、毎年数多くの中毒患者を出しています。	食後30分～1時間ほどで嘔吐、下痢、腹痛などの消化器系の症状がみられます。幻覚やけいれんを伴う場合もありますが、翌日から10日程度で回復します。毒成分はイルジンS、イルジンMなどです。
クサウラベニタケ（イッポンシメジ科）	食用のホンシメジやウラベニホテイシメジと似ているので誤食されます。わが国ではツキヨタケと並んで重要な中毒原因キノコです。	食後10分～数時間で嘔吐、下痢、腹痛などの消化器系の中毒症状が現れます。毒成分はムスカリン、ムスカリジンなどです。
カキシメジ（キシメジ科）	食用のチャナメツムタケやシイタケと誤食されます。	食後30分～3時間で嘔吐、下痢、腹痛などの消化器系の症状のほかに頭痛もみられます。毒成分はウスタリン酸です。
ニセクロハツ（ベニタケ科）	食用のクロハツと誤食されます。中毒例はそれほど多くはありませんが、これまでに死者を出している猛毒キノコです。	食後30分～数時間で嘔吐、下痢などの消化器系の中毒症状がみられます。その後18～24時間程度で、縮瞳、全身筋肉痛、ミオグロビン尿症、言語障害、呼吸困難を起こし、重症の場合には死に至ることがあります。毒成分は2-シクロプロペンカルボン酸です。
ドクツルタケおよびシロタマゴテングタケ	テングタケ科に属する白色のキノコで、食用のシロマツタケモドキやシロテングタケと誤食されます。両種とも猛毒キノコで、日本におけるこれまでのキノコ中毒死者の半分を占めています。	潜伏期間は食後6～24時間と比較的長く、突然激しいコレラ様の症状（嘔吐、下痢、腹痛、血便など）が現れます。症状は1日でおさまりますが、その後24～72時間で肝臓肥大、黄疸、胃腸の出血などの肝機能障害、腎機能障害の症状が現れ、重症の場合はけいれん、意識混濁、昏睡の後に死亡することがあります。毒成分はアマトキシン類およびファロトキシン類です。

テングタケ、イボテングタケおよびベニテングタケ	いずれもテングタケ科に属するキノコで、ハエトリタケの異名があります。	食後30分ほどで消化器系の症状（下痢、嘔吐、腹痛など）並びに神経系の症状（縮瞳、めまい、錯乱、興奮、幻覚、視覚異常など）がみられます。1日程度で回復します。毒成分はイボテン酸、ムシモールなどです。
ドクササコ（キシメジ科）	日本特産のキノコで、日本海側に多く分布しています。食用のカヤタケ、ナラタケ、ホテイシメジ、チチタケなどと誤食されます。	早い場合は食後6時間程度で、遅い場合は1週間ほど経過してから、手の指先や足の指先が赤く腫れ、激痛が1か月以上続きます。この特異な症状は末端紅痛症と呼ばれています。毒成分はアクロメリン酸類です。
ヒカゲシビレタケ（モエギタケ科）およびワライタケ（ヒトヨタケ科）	マジックマッシュルームと呼ばれ、「麻薬及び向精神薬取締法」により所持、販売、使用などが禁止されています。	食後30〜60分で幻聴、幻視、口渇、精神錯乱、意識障害などの中毒症状がみられます。通常、数時間〜10時間で回復します。毒成分はシロシンおよびシロシビンです。

（注）ヒトへの影響（症状）は、「自然毒のリスクプロファイル（厚生労働省）」による

高等植物の毒

Point

➡高等植物の毒成分のほとんどはアルカロイド（窒素を含む塩基性を示す天然物由来の有機化合物の総称）に属し、通常の加熱調理で毒性を失うことはありません。

➡高等植物の毒成分の中には、急性中毒に関与するもののほかに発がん性を示すものもあります。

1 スイセン

（1）特性

　スイセンはヒガンバナ科の多年草で、冬から春にかけて白色の花を咲かせる園芸植物として人気があります。葉はニラやノビルと、

鱗茎はタマネギと似ているので誤食されます。花が咲いていない場合にニラと間違える中毒例が最も多いのですが、ニラの葉は強烈な臭いを放つのに対してスイセンの葉は特に臭いがしないので、臭いをかげば両者の区別は容易です。

(2) ヒトへの影響

　食後30分以内に発症し、悪心、嘔吐、下痢、流涎、発汗、頭痛、昏睡、低体温などの中毒症状がみられます。重傷の場合は心不全により死亡することがあります。毒成分はリコリン、タゼチンなどです。

トピックス

ふだんから畑に生えたスイセンを抜いていた女性がスイセン炒めを食べて食中毒

2018年4月に、鳥取市の70代の女性が自宅の畑で栽培しているニラの葉と一緒にスイセンの葉を誤って収穫し、炒めて食べたところおよそ30分後に嘔吐の症状を訴え、病院で手当てを受けました。女性はスイセンで中毒を起こすことを知っていて、ふだんから畑に生えたスイセンを抜いていたそうです。本件のように、よくわかっている人でもニラに混じっているスイセンを見逃してしまうことがあります。家庭菜園でニラとスイセンを栽培している人は、くれぐれもご注意ください。

2　バイケイソウ

(1) 特性

　バイケイソウはシュロソウ科（旧ユリ科）の多年草で、新芽は山菜のオオバギボウシやギョウジャニンニクなどと似ているので誤食されます。

(2) ヒトへの影響

　食後30分〜1時間で発症し、吐き気、嘔吐、手足のしびれ、脱力感、めまい、けいれん、血圧低下などがみられます。重症の場合は意識不明となり死亡します。毒成分はジェルビン、プロトベラトリンなどです。

3 ジャガイモ

(1) 特性

ジャガイモ（ナス科）を長く保存していると、芽が出てきたり、光が当たった部分の皮は緑色になってきます。芽や芽の付け根部分、緑色の皮の部分は有毒で中毒を起こすことがしばしばあります。

(2) ヒトへの影響

食後30分から半日で発症し、頭痛、嘔吐、下痢、腹痛、めまい、動悸、疲労感などの中毒症状がみられます。重症の場合は脳浮腫を生じ、小児では意識の混濁、昏睡からけいれんを経て死亡することもあります。毒成分はソラニンとチャコニンです。

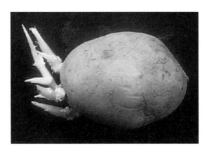

ジャガイモの芽

4 イヌサフラン

(1) 特性

イヌサフランはイヌサフラン科（旧ユリ科）の園芸植物で、その葉はギボウシやギョウジャニンニクと、球根はジャガイモやタマネギと間違えて中毒を起こすことがあります。名前が似ているサフランはアヤメ科に属し、イヌサフランとはまったく異なる植物で毒成分を持っていません。

(2) ヒトへの影響

嘔吐、下痢、皮膚の知覚減退、呼吸困難などの症状がみられ、重症の場合は死亡します。毒成分はコルヒチンです。

5 クワズイモ

(1) 特性

① クワズイモはサトイモ科の多年草で、名前は「食わずイモ（＝食べられないイモ）」に由来しています。有毒であるため名前の

とおり食用になりませんが、大きな葉を持つ観葉植物として人気があります。

②　同じサトイモ科のハスイモやサトイモの茎は芋茎（ずいき）と呼ばれ、酢の物やサラダ、みそ汁などにして食べられています。クワズイモの外観がハスイモやサトイモに似ているため誤食されます。

(2)　ヒトへの影響

　　食後すぐに、悪心、嘔吐、下痢、麻痺、皮膚炎などを発症します。飲食以外にも、汁に触れることで皮膚炎を起こすことがありますので、観賞用として取り扱うときにも注意が必要です。毒成分はシュウ酸カルシウムです。

6　チョウセンアサガオおよびハシリドコロ

(1)　特性

①　チョウセンアサガオおよびハシリドコロはいずれもナス科の植物です。1805年にわが国で最初に全身麻酔による外科手術を行った華岡青洲は、チョウセンアサガオを麻酔薬として用いました。

②　チョウセンアサガオの根はゴボウと、開花前のつぼみはオクラやシシトウと、葉はモロヘイヤやアシタバなどと、種子はゴマと間違えます。ハシリドコロの場合は、春先の新芽をフキノトウなどの山菜と間違えます。

(2)　ヒトへの影響

　　いずれも食後30分程度で発症し、口渇、めまい、興奮、瞳孔散大、幻覚、錯乱などがみられます。ハシリドコロという名前は、狂奔して走り回るという中毒症状に由来しています。毒成分はアトロピン、ヒヨスチアミンなどです。

7　トリカブト

(1)　特性

①　トリカブト（キンポウゲ科）の塊根を乾燥させたものは、古くから強心薬や狩猟用の矢毒として利用されてきました。

②　春先の新芽は、同じキンポウゲ科のニリンソウやキク科のモミジガサとよく似ているので誤食されます。トリカブトの花粉がハチミツに混入して中毒を起こしたこともあります。

(2)　ヒトへの影響

通常、食後 10～20 分以内に発症します。口唇や舌のしびれ、流涎、嘔吐、腹痛、めまいなどを生じ、重症の場合は心臓麻痺および呼吸麻痺によって死亡することもあります。毒成分はアコニチン、メサコニチンなどです。

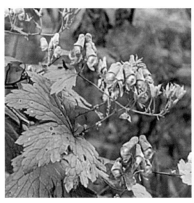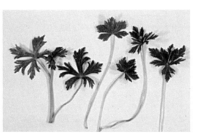

トリカブト（左）／ニリンソウと間違えやすい時期の姿（左1本：トリカブト 右4本：ニリンソウ）（右）

8 シアン配糖体（青酸配糖体）

(1) アミグダリン

① 未熟なウメ（青梅）や、ウメと同じバラ科のアンズ、モモ、リンゴ、ナシなどの未熟な果実には、アミグダリンというシアノ基（-CN）をもつシアン化合物（青酸化合物）が含まれています（アミグダリンには糖部分があるので、より正確にはシアン配糖体または青酸配糖体といいます）。

② アミグダリンからは有毒な青酸（HCN）が生じますが、青梅や未熟な果実を食べることはありませんので食中毒の心配はほとんどないと考えられています。ただし、健康食品のサプリメントにより重篤な健康障害を起こした例が知られています。

(2) リナマリン

① トウダイグサ科のキャッサバやマメ科にはリナマリン（ファゼオルナチンともいいます）というシアン配糖体が含まれ、やはり青酸を生じます。キャッサバやアオイマメによる中毒死はアフリカや東南アジアで報告されています。

② わが国では生あん原料の豆類の多くを東南アジアなどから輸入

していますが、シアン化合物が検出される豆類は生あん原料以外に使用してはならないという使用基準、シアン化合物を含有する豆類を原料として生あんを製造する場合の製造基準が設けられています。

9　発がん物質

(1)　プタキロシド

ワラビを食べているウシには慢性の血尿と膀胱ガンが多いといわれており、発がん物質はプタキロシドであることが明らかにされています。プタキロシドは水溶性で加熱に不安定ですので、ヒトがワラビを食べるときには湯通し過程でプタキロシドの多くは分解・除去され、発がんの心配はありません。

(2)　サイカシン

食糧事情が悪かった頃、ソテツの実や幹を食べて中毒し、死者も出たといわれています。ソテツはサイカシンという発がん性毒成分を含んでいますが、サイカシンそのものは毒性も発がん性もありません。腸内細菌の酵素作用を受ける過程で出るホルムアルデヒドが毒性を、最終的にできるジアゾメタンが発がん性を発揮します。熱帯〜亜熱帯地域ではソテツをデンプン原料にしていますが、サイカシンの大部分は水さらしの過程で除かれています。

5章

化学物質

　化学性食中毒の発生は多くはありませんが、有害化学物質は過去に
大規模な中毒事件（水俣病、イタイイタイ病、ヒ素ミルク中毒事件、
カネミ油症事件）を引き起こしていますので、常に警戒が必要です。
　有害化学物質の多くは、急性中毒よりむしろ慢性中毒や発がん性の
点で問題になります。

5-1 化学性食中毒の発生状況

Point

➡化学性食中毒とは、食品原料あるいは食品に本来含まれていないはずの有害化学物質の汚染、混入、生成などにより発生する中毒のことをいいます。

➡化学性食中毒の事件数および患者数は全食中毒のわずか1％程度です。

➡ヒスタミンを原因とするアレルギー様食中毒が非常に多く、化学性食中毒の事件数および患者数の80％程度を占めています。

1　発生状況

(1)　最近10年間（2011～2020年）の化学性食中毒の発生状況を図5-1に示しますが、事件数（135件）、患者数（2,234人）は全食中毒のわずか1％程度です。また、中毒死者も出ていません。

(2)　ヒスタミンを原因とするアレルギー様食中毒が圧倒的に多く、最近10年間の事件数は107件（化学性食中毒の79％）、患者数は2,134人（化学性食中毒の96％）に上っています。1事件当たりの患者数は約20人で、アレルギー様食中毒は集団中毒が多いといえます。

(3)　アレルギー様食中毒以外の化学性食中毒28件を、原因物質別に整理して表5-1に示します。銅を原因とする2件（1件は焼酎の保存容器から溶出した銅、もう1件はやかんの内側に蓄積しスポーツドリンク中に溶出した銅が原因）と原因不明の1件を除く25件は、洗剤、消毒剤、漂白剤などの混入や誤用、あるいは飲料と誤っての提供などが原因で、いずれも人為的なミスによる中毒です。

図 5-1　化学性食中毒の発生状況（2011〜2020年）

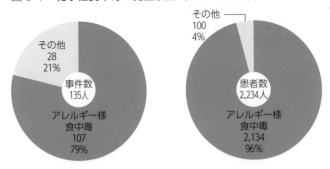

表 5-1　アレルギー様食中毒以外の化学性食中毒の原因物質別発生状況（2011〜2020年）

原因物質（中毒原因）	事件数（件）	患者数（人）
洗剤（混入、誤用、溶液の提供）	13	54
消毒剤／漂白剤（混入、溶液の提供）	10	25
銅（容器からの溶出）	2	16
苛性ソーダ（誤用）	1	3
除菌剤（溶液の誤飲）	1	1
不明（不明）	1	1
合計	28	100

5-2 アレルギー様食中毒（ヒスタミン）

Point

➡赤身魚のヒスタミンによる食中毒は、アレルギー症状に類似した中毒症状がみられるのでアレルギー様食中毒と呼ばれています。

➡赤身魚は筋肉中に遊離ヒスチジンを多量に含んでいますが、貯蔵中に微生物のヒスチジン脱炭酸酵素の作用を受けてヒスタミンが生成されることがあります。

1 アレルギー様食中毒とは

(1) 赤身魚におけるヒスタミン生成

① ヒスタミンは新鮮な赤身魚に含まれているわけではなく、筋肉中の遊離ヒスチジンが細菌のヒスチジン脱炭酸酵素の作用を受けて生成されます。

② ヒスタミンの前駆物質であるヒスチジンの筋肉中における含量は、タイやヒラメなどの白身魚では数mg～数10mg/100gであるのに対し、赤身魚では700～1,800mg/100gと非常に高いことが知られています。そのため、アレルギー様食中毒は主に赤身魚が原因になります。

(2) 魚による食物アレルギー（魚類アレルギー）との違い

① 各種アレルギー（食物アレルギー、花粉アレルギー、ダニアレルギーなど）においてもヒスタミンは症状に深く関与しています。したがって、赤身魚の摂食によって起こるアレルギー様食中毒と魚類アレルギーは見かけの症状が似ているので、しばしば混同されます。

② アレルギー様食中毒の原因になる魚は主に赤身魚ですが、魚類アレルギーではほとんどの魚が原因となります。

③ アレルギー様食中毒は赤身魚に蓄積したヒスタミンの直接作用で症状が現れます。それに対して魚類アレルギーは、免疫系を介

してマスト細胞や好塩基球という特殊な細胞から遊離されたヒスタミンによって発症します（アレルギーの発症機構の詳細については第6章を参照してください）。すなわち、免疫系が関与するかどうかで両者は区別されます。

④ アレルギー様食中毒の場合、一定量以上のヒスタミンを摂取したすべてのヒトに症状が現れます。一方、魚類アレルギーの発症は、魚のアレルゲンに感作された特定のヒト（アレルギー体質のヒト）だけにみられます。

2 中毒発生状況

(1) 1951〜1953年頃に、サンマみりん干し（桜干し）による集団食中毒が全国的に発生しました。主な中毒症状がアレルギーでみられる症状に類似していたため、アレルギー様食中毒と命名されました。また、中毒を引き起こしたサンマみりん干しから多量（450〜500mg/100g）に検出されたヒスタミンが原因物質であることが判明しました。

(2) アレルギー様食中毒はその後も、各種赤身魚類の摂食により頻発しています。化学性食中毒の中では最も重要で、最近10年間（2011〜2020年）でも毎年10件程度発生しています（図5-1参照）。

(3) 最近10年間（2011〜2020年）でアレルギー様食中毒の原因となった魚種を表5-2に示しますが、サバ、マグロ、ブリ、イワシなど各種赤身魚類が原因となっていることがわかります。また、ヒスタミンは熱に対して安定ですので、刺身のほかに、干物、照り焼き、竜田揚げ、フライといった乾燥品や加熱品でも中毒が起きています。

3 ヒトへの影響

(1) 通常、食後数分〜30分位で発症し、顔面、特に口のまわりや耳たぶの紅潮、頭痛、じんましん、発熱などの症状を示します。たいてい6〜10時間で回復し、死亡することはありません。

(2) 一般的には、食品中のヒスタミン含量が100mg/100g以上で発症するとされています。実際には摂取量が問題であり、食中毒事例から発症者のヒスタミン摂取量を計算した例では、大人一人当たり22〜320mgと報告されています。

表 5-2　アレルギー様食中毒の原因魚（2011〜2020年）

順位	原因魚	調理方法	事件数（件）	患者数（人）
1	サバ	塩焼き、竜田揚げ、みそ煮、しょうが煮など	18	349
2	マグロ	刺身、ネギトロ、ステーキ、フライなど	15	198
2	ブリ	塩焼き、照り焼き、唐揚げなど	15	108
4	イワシ	塩焼き、丸干し、つみれ汁など	13	381
5	サンマ	蒲焼き、ハンバーグ、つみれ汁など	11	203
6	シイラ	竜田揚げ、ホイル焼き、フライなど	8	212
6	カジキ	刺身、ケチャップ煮、野菜蒸しなど	8	127
8	アジ	塩焼き、唐揚げ、フライなど	6	453
9	カツオ	たたき、刺身、竜田揚げなど	5	36
	不明	づけ丼、つみれ汁、天日干しなど	8	67
合　計			107	2,134

4　予防対策

(1)　一般的には5℃前後の低温流通は中毒の防止に効果的ですが、低温でもヒスタミンを産生する菌がいるので注意が必要です。

(2)　前述したように、ひとたび蓄積されたヒスタミンは加熱をしても分解しませんので、鮮度が低下したおそれのある魚は食べないことです。

(3)　ヒスタミンには辛みがあります。したがって、赤身魚またはその加工品を食べたときに辛みがしたり舌がぴりぴりしたりという通常とは異なる刺激を感じたら、たとえ鮮度がいいと思われても相当量のヒスタミンが存在しているのでそれ以上食べてはいけません。

5-3 酸化油脂（変敗油脂）

Point

➡酸化による油脂の品質劣化を、油脂の変敗（または酸敗）といいます。
➡脂質の酸化によって生成するヒドロペルオキシドやその分解物（アルデヒドなど）は有毒で、食中毒を引き起こします。

1　油脂の変敗とは

　食用油脂を空気中に放置すると、油脂の主成分であるトリグリセリド（グリセロールと3分子の脂肪酸のエステル）が加水分解を受けて脂肪酸が遊離します。遊離した脂肪酸が空気中の酸素により酸化されると、味や臭いが悪くなるとともに粘度も高くなります。このような油脂の酸化（自動酸化）による劣化を、油脂の変敗（または酸敗）といいます。変敗の過程で生成するヒドロペルオキシドやその分解物（アルデヒドなど）は有毒で、食中毒の原因になります。

2　ヒトへの影響（重大な事件）

(1)　酸化油脂による中毒事件

　　酸化油脂による最初の大規模な食中毒事件は、1964年6〜8月に大阪府をはじめとした2府3県で発生しました。原因食品は同一メーカーの即席焼きそばで、69人の患者を出しました。主な中毒症状は下痢、吐き気、嘔吐、腹痛で、倦怠感、脱力感、頭痛を訴える例もありました。

(2)　その後も即席ラーメン、揚げせんべい、ポテトチップスなどによる中毒がしばしばみられましたが、脱酸素剤の普及や包装技術の進歩に伴って大幅に減少し、2010年のプレーンオムレツによる中毒（患者21人）を最後に発生していません。

147

有害金属

水銀（Hg）

Point

➡水銀の毒性は無機水銀より有機水銀のほうが高く、メチル水銀は水俣病および第二水俣病の原因物質になりました。

➡魚介類に含まれる水銀については暫定的規制値（総水銀 0.4ppm かつメチル水銀 0.3ppm）が設けられています。

1 水銀の特性（性質と利用）

(1) 水銀は常温、常圧で凝固しない唯一の金属元素で、体温計や血圧計に広く用いられてきました。2021 年 1 月 1 日以降、水銀体温計・水銀血圧計の製造・輸出入は禁止されています。

(2) 水銀はアマルガム（水銀とほかの金属との合金の総称）を作る性質があり、この性質を利用して古くから金の採取に用いられてきました。

(3) 無機水銀や有機水銀化合物は強い殺菌作用を示し、医薬品や農薬として広く用いられてきました。現在、先進国では、これら水銀製剤は毒性が強いため、ほとんど使用されなくなっています。

2 ヒトへの影響（重大な事件）

(1) 水俣病および第二水俣病

① わが国における水銀による大規模な中毒事件としては、1956 年に熊本県から鹿児島県にかけて確認された水俣病と、1965 年に新潟県阿賀野川下流域で確認された第二水俣病（新潟水俣病または阿賀野川水銀中毒とも呼ばれています）があります。

② 水俣病、第二水俣病のいずれの場合も、工場廃液に含まれてい

たメチル水銀が原因です。メチル水銀は食物連鎖を通して魚介類に濃縮され、汚染された魚介類を食べた多数の沿岸住民に大きな被害を及ぼしました。胎児のときに、母親の胎盤を通ったメチル水銀で被害を受けた例（胎児性水俣病と呼ばれています）も知られています。

③　水俣病および第二水俣病でみられた中毒症状は中枢神経系の障害です。初期には口のまわりや手足のしびれ感が、進行すると言語障害、歩行障害、視野狭窄、難聴などが現れました。重症の場合は死に至り、軽症でも後遺症が残りました。

④　メチル水銀中毒症状は、1937 年にイギリスの農薬工場で起こった神経症がメチル水銀中毒であることを報告したハンターとラッセルにちなんで、ハンター・ラッセル症候群と呼ばれています。

(2)　外国における水銀中毒事件

①　外国での水銀中毒事件としては、1972 年にイラクで発生したメチル水銀処理小麦による急性中毒が有名です。この事件は、食糧用の小麦が不足して飢餓に瀕した農民がメチル水銀で消毒した小麦の種を食用に流用したために起こったもので、400 人以上の死者を出しました。

②　ブラジルのアマゾン川流域やフィリピン、カンボジアなどでは、金アマルガム法による金採取業者の水銀曝露が以前から問題にされています。さらに水銀による周辺河川の汚染、水銀を蓄積した魚介類による中毒も心配されています。

3　予防対策（魚介類における暫定的規制値）

(1)　食品の中で水銀濃度が高いのは魚介類です。1973 年に厚生省（現・厚生労働省）は、魚介類に含まれる水銀の暫定的規制値を総水銀 0.4ppm かつメチル水銀 0.3ppm（水銀として）と定め、これを超える濃度の水銀を含む魚介類の流通を禁止しています。

(2)　ただし、マグロ類（マグロ、カジキおよびカツオ）、内水面水域の河川産の魚介類（湖沼産の魚介類は含まない）、深海性魚介類（メヌケ類、キンメダイ、ギンダラ、ベニズワイガニ、エッチュウバイガイおよびサメ類）については、暫定的規制値は適用しないことになっています。

(3)　マグロ類は水銀のほかにセレンも多く含んでいますが、セレンは水銀の毒性を緩和することが示唆されています。

カドミウム（Cd）

Point

➡ カドミウムはイタイイタイ病の原因物質で、腎障害や骨軟化症を引き起こします。

➡ 米（玄米および精米）に含まれるカドミウムについては 0.4ppm 以下という基準が設けられています。

1　カドミウムの特性（性質と利用）

(1)　カドミウムはポリ塩化ビニルの安定剤、プラスチック製品やガラス製品の着色料、電池の電極材料、種々の合金成分、顔料などの用途があります。毒性が高いため、カドミウムの利用は減少傾向にあります。

(2)　カドミウムは亜鉛や鉛などの精練時の副産物として得られますので、亜鉛鉱山などの周辺ではカドミウムによる環境汚染、ひいては飲料水、穀物、野菜類の汚染による健康被害が問題となります。

2　ヒトへの影響（重大な事件）

(1)　カドミウムによる急性中毒はまれですので、問題となるのは慢性中毒です。慢性中毒での標的臓器は腎臓で、多尿、アミノ酸尿、糖尿、タンパク尿がみられます。腎障害に伴って骨の形成に重要なカルシウムの再吸収も低下しますので、骨軟化症にもつながります。

(2)　イタイイタイ病

①　カドミウムによる大規模な中毒事件として、富山県神通川下流域で発生したイタイイタイ病が有名です。1955 年に原因不明の奇病として学会に報告され、その後、神通川上流の亜鉛精練所から排出された鉱廃水中に多量に含まれていたカドミウムによることがわかりました。

②　患者には腎障害と骨軟化症の両方がみられ、大腿部や腰部の疼痛を伴うことがイタイイタイ病という名前の由来になっています。

3　予防対策

(1)　日本人のカドミウム摂取に最も大きく関与している米（玄米および精米）についてはカドミウム濃度 0.4ppm 以下という基準が設けられています。また、ミネラルウォーター類では 0.003mg/L 以下とされています。

(2)　米をはじめとした食品中のカドミウム含量はほとんどが 0.1ppm 未満です。ただし、スルメイカの肝臓では 6.6〜96ppm、ホタテガイの中腸腺では 1.3〜16ppm、ベニズワイガニの内臓では 2.3〜23ppm といったように、軟体動物や甲殻類の内臓のカドミウム含量は非常に高いことが知られていますので、安全性の検討が望まれます。

ヒ素 （As）

Point

➡ヒ素は急性の食中毒事件（ヒ素ミルク中毒事件など）や地下水汚染による慢性中毒事件を引き起こしてきました。

➡魚介類のヒ素濃度は非常に高いことが知られていますが、含まれているヒ素化合物は毒性が低く体内蓄積性がありませんので、食品衛生上の問題はないと考えられます。

1　ヒ素の特性（性質と利用）

(1)　ヒ素は農薬や殺そ剤、木材防腐剤などとして、以前は広く用いられていました。現在では、亜ヒ酸が急性前骨髄球性白血病の治療薬として、ガリウムヒ素が半導体素子の材料として使用されています。

(2)　一方、ヒ素は毒物の代表とされ、古くから自殺や他殺にしばしば用いられてきただけでなく、急性あるいは慢性の中毒事件を引き起こしてきました。

2　ヒトへの影響（重大な事件）

(1)　1955 年に発生したヒ素ミルク中毒事件は、患者すべてが乳幼児で、しかも 131 人もの死者を出したというわが国における最大の食

中毒事件です。原料乳に安定剤として添加した第二リン酸ナトリウム中に不純物として混入したヒ素が原因で、製品のドライミルク中のヒ素濃度は 15～45ppm もありました。

(2)　ヒ素ミルク中毒事件や 1998 年に発生した和歌山毒物カレー事件は急性ないし亜急性のヒ素中毒で、咽頭部乾燥感、腹痛、嘔吐、下痢、ショック症状、心筋障害などの中毒症状がみられました。

(3)　イギリスでは 1900 年にヒ素混入ビール事件が発生し、患者約 6,000 人、死者約 70 人を出しています。原因はビール酵母の培養に使用した転化糖（ショ糖を酸または酵素によって加水分解して得られる果糖とブドウ糖の混合物）にヒ素が混入していたためで、ヒ素は転化時に使用した硫酸中に不純物として含まれていました。

(4)　ヒ素で問題になるのは慢性中毒で、地下水の無機ヒ素汚染による健康障害がインド、中国、バングラデシュなどのアジア諸国で 1990 年代から顕著にみられるようになっています。わが国でも以前は、宮崎県土呂久鉱山などの周辺でヒ素公害が問題になりました。慢性中毒では、黒皮症（腹部などの色素沈着）、手足の角化症といった症状のほかに種々のがん（特に皮膚がん）の発生もみられます。

3　予防対策（魚介類に含まれるヒ素化合物）

(1)　ヒ素含量は農畜産物では µg/kg のオーダーですが、魚介類では mg/kg のオーダーと非常に高いことが知られています。特に甲殻類、肉食性巻貝、褐藻類では、ヒ素ミルク中毒事件のドライミルク中の含量を超えるものも珍しくありません。

(2)　魚介類に含まれるヒ素化合物の大部分は水溶性の有機態で、急性毒性は非常に弱く、たとえ体内に取り込まれても短時間で尿中に排出される（＝体内蓄積性がない）ことが証明されていますので、食品衛生上の問題はないといえます。

(3)　海藻のヒジキは特殊で、毒性が高い無機ヒ素（ヒ酸）がおよそ半分を占めています。そのため、イギリスやカナダなどではヒジキの摂食を控えるようにという行政指導が行われています。

(4)　しかし、ヒジキの水戻しあるいは湯戻しの過程で、かなりの無機ヒ素が除去されることがわかっていますので、通常の食生活を送っている限り健康影響はないと思われます。

その他の有害金属

その他の有害金属の特性およびヒトへの影響を表5-3に示します。

表5-3　その他の有害金属の特性およびヒトへの影響

有害金属	特性／ヒトへの影響
銅（Cu）	□銅は調理器具、電線、農薬などに広く利用されています。 □銅は必須元素で、生体内で重要な働きをする酵素の構成成分になっています。欠乏症としては貧血、心筋症、神経障害などがあります。 □銅製の調理器具や食品容器の表面には、緑青と呼ばれる緑青色のさびができることがありますが、緑青の毒性は非常に弱いため中毒の原因になることはないと思われます。 □食品にもともと含まれている銅による中毒例はありませんが、銅が食品に移行すると頭痛、めまい、吐き気などの中毒を起こします。酸性度の高い飲み物（炭酸飲料や乳酸菌飲料、果汁飲料など）や食べ物を金属製の容器に入れると、飲み物、食べ物の中に銅が溶け出しやすくなります。
スズ（Sn）	□無機スズはブリキ、ハンダ、メッキなどの用途があります。 □トリブチルスズなどの有機スズ化合物は、以前は貝類や藻類の付着を防ぐために船底防汚剤、漁網防汚剤として用いられていましたが、海洋生物へ悪影響を与える内分泌撹乱化学物質であることが疑われ使用禁止になっています。 □缶詰（特に野菜や果物といった酸性食品の缶詰）の場合、缶のメッキに用いられているスズが溶出するため、スズ含量が高くなることが知られています。スズ含量2,000ppmという酸性（pH3.0）のフルーツポンチの缶詰や、スズ含量300～500ppmの缶ジュースで、嘔吐、吐き気、腹痛といった胃腸障害を起こしたことがあります。現在は、スズの溶出を抑えるために、缶内面を樹脂でコーティングした塗装缶が一般に使用されています。
鉛（Pb）	□鉛は融点の低い加工しやすい金属で、鉛管やハンダ、鉛蓄電池、無機薬品（顔料など）など広い用途があります。 □鉛中毒の典型的な症状は、ヘモグロビンの合成阻害による重度の貧血（鉛貧血）です。その他に、神経系障害（上肢の伸筋麻痺、鉛脳症など）や大腸の強い痛み（鉛疝痛）もみられます。 □ヨーロッパでは、鉛に汚染された食品（ワイン、小麦粉など）による中毒事件がいくつか報告されていますが、わが国では食品を介した鉛中毒例はありません。特殊な例として、明治から大正にかけて役者が使用していた鉛含有白粉により母乳が汚染され、それを飲用した乳児が重篤な鉛中毒を発症したことがあります。

セレン(Se)	□セレンは整流器、光電池、顔料、塗料などの用途があります。 □肝臓や赤血球に含まれるグルタチオンペルオキシダーゼの構成成分で、生体にとって必須元素です。欠乏症としては中国の克山病(ケシャン病)が有名です。中国北東部から南西部にかけてみられる心筋症で、黒竜江省克山県で多発したことが名前の由来です。 □中国ではセレンを高濃度に含む植物による慢性中毒が、アメリカではセレンを高濃度に含むサプリメント製品による亜急性の中毒例が知られています。中毒症状は、脱毛、爪の変色・変形、胃腸障害、倦怠感などです。わが国ではセレン中毒の例はありません。

用語 ▶ 内分泌撹乱化学物質

内分泌系(ホルモンによる体の調節システム)に影響を及ぼすことにより、生体に障害や有害な影響を引き起こす外因性の化学物質のことで、一般には"環境ホルモン"という名前で知られています。1996年にシーア・コルボーンらの著書『奪われし未来(Our Stolen Future)』が発刊されて以来、内分泌撹乱化学物質の各種野生動物に及ぼす悪影響、ひいてはヒトへの健康影響が関心を集めてきました。わが国では1998年に、内分泌撹乱作用を有することが疑われる化学物質として、有機スズ化合物(153頁参照)、有機塩素系農薬(224頁参照)、PCB、ダイオキシン類などの67物質群がリストされました。その後の研究で、リストされた多くの物質は哺乳類に対しては有意なホルモン様作用を示さないことがわかったため、2003年にリストは削除されましたが、各種化学物質の内分泌撹乱作用に関する研究は継続しています。

5-5 カビ毒

Point

➡️ カビの二次代謝産物で急性あるいは慢性毒性を示す物質をカビ毒（マイコトキシン）と総称し、カビ毒による健康障害を真菌中毒症（マイコトキシコーシス）といいます。

➡️ カビ毒産生菌は土壌に常在している菌ですので、容易に農作物を汚染しカビ毒を産生します。

➡️ カビ毒は多様な化学構造をもち多様な毒性を示します。

アフラトキシン

Point

➡️ アフラトキシンはアスペルギルス・フラバスなどアスペルギルス属の数種のカビが産生する毒成分です。

➡️ アフラトキシンは急性毒性だけでなく、強力な肝発がん性を示します。

➡️ 食品中の総アフラトキシンに対しては 10ppb、乳中のアフラトキシン M_1 に対しては 0.5ppb という規制値が設定されています。

1 産生カビと毒成分

(1) 1960 年にロンドン近郊で、10 万羽以上の七面鳥のヒナが突然斃死するという事件が発生し、当初は原因不明であったので"七面鳥X病"と呼ばれました。その後の調査で、ブラジルから輸入された飼料用ピーナッツを汚染していたアスペルギルス・フラバスというカビが産生する毒成分（アフラトキシン）が原因であることがわか

りました。

(2)　アスペルギルス・フラバスのほかにも、アスペルギルス属の数種カビがアフラトキシンを産生することがわかっています。

(3)　アフラトキシンとしては、アフラトキシン B_1、B_2、G_1、G_2、M_1、M_2など約20種類が知られています。普通にアフラトキシンといえば、毒性が最も強いアフラトキシン B_1 のことを指しています。

2　ヒトへの影響

(1)　アフラトキシンは哺乳類、鳥類、魚類といった広範囲の動物に対して急性毒性を示します。

(2)　アフラトキシンで汚染された穀物などの摂取による急性中毒事件が数多く知られています。主な症状は嘔吐、腹痛、黄疸、肝肥大、昏睡などで、死亡例もあります。特に死者が多かったのは、1974年にインドで発生した中毒事件（患者397人、死者106人）と2004年にケニアで発生した中毒事件（患者317人、死者125人）です。

(3)　アフラトキシンで問題になるのは急性毒性だけでなく、経口発がん性を示すことです。天然物の中で最強の肝発がん物質といわれています。

(4)　熱帯～亜熱帯地域（ケニア、ウガンダ、タイなど）で行われた疫学調査により、食品のアフラトキシン B_1 による汚染と肝がん発生率には密接な関係があることが裏付けられています。日常の食生活を通じて摂取される程度のわずかな量によってヒトで発がんが確認された物質はアフラトキシンのみです。

3　予防対策

(1)　アフラトキシンは耐熱性で、270～280℃以上に加熱しないと分解されないことが知られていますので、通常の加熱調理では毒性は失われません。

(2)　食品中のアフラトキシンの規制値は、総アフラトキシン（アフラトキシン B_1、B_2、G_1、G_2の総和）に対して10ppbと定められています。また、乳中のアフラトキシン M_1 に対しては、0.5ppbという規制値が設けられています。

(3)　アフラトキシンを産生するカビは熱帯～亜熱帯地域の土壌に生息しています。わが国では九州南部から沖縄にかけてのごく一部で検

出されていますが、国内で生産される農作物のアフラトキシン汚染はまれです。したがって、アフラトキシン汚染の監視対象は主として輸入食品であり、ナッツ類（ピーナッツ、ピスタチオなど）や香辛料（ホワイトペッパーなど）などから規制値を超えるアフラトキシンがしばしば検出されています。

赤カビ毒

Point

➡ 赤カビ（フザリウム属のカビ）は T-2トキシン、ニバレノール、デオキシニバレノールなどの毒成分を産生し、中毒を引き起こします。
➡ 小麦に含まれるデオキシニバレノールに対しては、1.1ppm という基準値が設定されています（ただし、2022 年 4 月 1 日以降は、基準値は 1.0ppm に改正されます）。

1　産生カビと毒成分
(1)　フザリウム属のカビ（フザリウム・グラミネアラム、フザリウム・クルモラムなど）は赤色の綿毛状の集落を作るものが多く、赤カビと呼ばれています。赤カビは土壌中に広く分布し、各種農作物（特に麦類、豆類）に感染して赤カビ病を引き起こします。
(2)　赤カビ毒はフザリウムトキシンと総称され、T-2トキシン、ニバレノール、デオキシニバレノールなどの成分が知られています。

2　ヒトへの影響（重大な事件）
(1)　有名な中毒事件は、1940 年代に旧ソ連で発生した食中毒性無白血球症（ATA 症）です。汚染穀物（キビ、ライ麦、小麦）が原因で、悪心、嘔吐、腹痛、下痢、造血機能障害、免疫不全などの中毒症状がみられ、多数の死者（患者の 30〜80% が死亡）を出しています。本中毒の主な原因物質は T-2トキシンと推定されています。
(2)　わが国でも戦後の食糧事情が悪い時期に、赤カビに汚染された小麦粉を原料に用いたすいとん、うどん、パンなどによる中毒が多発

しています。1958 年以降の中毒例はありません。

(3) わが国の赤カビ毒中毒での主な原因物質は、デオキシニバレノールと推定されています。デオキシニバレノールによる死亡例は世界的に報告されていません。

3　予防対策

　デオキシニバレノールは、低濃度でも汚染された食物を長期間摂取していると成長抑制、体重低下、免疫機能抑制などヒトの身体に深刻な影響を及ぼす慢性毒性があることがわかっています。このため小麦に含まれるデオキシニバレノールに対しては、1.1ppm という基準値が設定されています（ただし、2022 年 4 月 1 日以降は、基準値は 1.0ppm に改正されます）。

その他のカビ毒

Point

➡黄変米の原因となった数種カビ類の産生する毒成分、りんごに付着するカビの毒成分（パツリン）、バルカン腎症に関連しているカビ毒（オクラトキシン A）などがあります。

➡りんご果汁および清涼飲料水原料用りんご果汁のパツリンについては、0.05ppm という基準が設けられています。

その他の主なカビ毒とヒトへの影響などを表 5-4 に示します。

表 5-4　その他のカビ毒

カビ毒	産生カビ／ヒトへの影響／規制
黄変米毒	□ペニシリウム属のカビに汚染されて黄色に変色した米を黄変米と総称しています。戦中、戦後の食糧事情の悪い頃に社会問題になりましたが、中毒例は記録されていません。 □1938年に台湾産黄変米（トキシカリウム黄変米ともいいます）から有毒カビが見いだされました。神経障害、心筋障害を起こす毒成分が分離されています。 □1953年には、東南アジアから輸入された米の中にカビで汚染された大量の黄変米が見つかりました。
パツリン	□パツリンを産生するカビ類（ペニシリウム・パツラムなど）は、主として傷ついたあるいは腐敗したりんごに付着しています。 □パツリンによる中毒症状はチアノーゼ（皮膚や粘膜が暗紫色となった状態）、けいれんなどで、発がん性も認められています。 □多少傷ついた程度のりんごは加工に回されることもありますので、りんごジュースのパツリン汚染が考えられます。そこでわが国では、りんご果汁（濃縮果汁を含む）および清涼飲料水原料用りんご果汁のパツリンに対して0.05ppmという基準が設けられています。
オクラトキシン	□オクラトキシンを産生するカビ類（アスペルギルス・オクラセウスなど）は、主に穀類や豆類を汚染します。 □オクラトキシンは腎臓と肝臓に発がん性を示し、バルカン腎症（ルーマニアやブルガリアなどのバルカン半島諸国で流行していた腎不全と尿路がん）に関連しているといわれています。 □世界の多くの国で規制の対象になっていますが、わが国ではまだ規制されていません。

5-6 器具・容器包装の素材と衛生

Point

→ 器具・容器包装の主な素材は、合成樹脂（プラスチック）、金属、ガラス、陶磁器、ホウロウ引きです。

→ 器具・容器包装については、原材料一般の規格、原材料の材質別規格、用途別規格および製造基準を設け、安全性の確保に努めています。

→ 合成樹脂製の器具・容器包装に対して、ポジティブリスト制度が導入されています。

1 器具・容器包装の定義

(1) 食品衛生法では、器具とは「飲食器や割ぽう具、その他に食品または添加物の製造、加工、調理、貯蔵、運搬などに使うもので、かつ食品または添加物に直接接触するもの」と定められています。皿や茶碗、コップ、箸、スプーンなどの食器、鍋や包丁、まないたなどの調理器具、食品の製造・加工用の機械などが相当します。

(2) 容器包装とは「食品または添加物を入れ、または包んでいるもので、食品または添加物を授受する場合そのまま引き渡すもの」となっています。ビンや缶、包装紙、ラップフィルム、アルミホイル、プラスチック容器などが相当します。

2 器具・容器包装の素材

(1) 合成樹脂（プラスチック）

① 合成樹脂は、単一または複数の低分子化合物（モノマー）を重合させた高分子化合物（ポリマー）で、軽くて安価であるため、器具・容器包装の材質として幅広く用いられています。

② 合成樹脂は熱可塑性樹脂（加熱すると柔らかくなり冷却すると再び硬くなる樹脂で、再成形することができます）と熱硬化性樹

表5-5　容器包装に用いられている主な合成樹脂と原材料・用途

	種類	原材料	用途
熱可塑性樹脂	ポリエチレン	エチレン	ポリ袋、ラップフィルム
	ポリエチレンテレフタレート	テレフタル酸、エチレングリコール	ボトル、トレイ
	ポリ塩化ビニル	クロロエチレン	ラップフィルム
	ポリカーボネート	ビスフェノールA、ホスゲン	食器、ボトル
	ポリスチレン	スチレン	コップ、トレイ
	ポリプロピレン	プロピレン（プロペン）	ポリ袋、食器
熱硬化性樹脂	フェノール樹脂	フェノール、ホルムアルデヒド	食器
	メラミン樹脂	メラミン、ホルムアルデヒド	食器
	尿素樹脂（ユリア樹脂）	尿素、ホルムアルデヒド	食器

脂（加熱すると硬くなる樹脂で、再成形できません）に大別されます。主な合成樹脂と原材料・用途を表5-5に示します。なお、エラストマーと呼ばれる高分子弾性体には熱可塑性エラストマー（ポリスチレンエラストマー、スチレン・ブロック共重合体など）と熱硬化性エラストマー（ゴム類）がありますが、後述するポジティブリスト制度においては熱可塑性エラストマーも合成樹脂として扱われています。

③　合成樹脂の多くには、機能の向上や劣化の抑制などのために各種添加剤（可塑剤、安定剤、酸化防止剤、紫外線吸収剤など）が含まれています。

(2)　その他の素材

　　合成樹脂のほかに、金属（鉄、アルミニウム、銅、銀、スズ、鉛、ステンレスなど）、ガラス、陶磁器（素焼きにうわ薬を塗って高温で焼いたもの）、ホウロウ引き（金属にうわ薬を塗って高温で焼いたもので、単にホウロウともいいます）、ゴム、木、紙などが器具・容器包装の素材として使われています。

3　器具・容器包装の規格基準

　器具や容器包装は食品と接触しているため、有毒または有害な物質が含まれていると食品に移行し、人の健康を損なうおそれがあります。そこで、器具・容器包装については、原材料一般の規格（後述するポジティブリスト制度もこの規格に含まれています）、原材料の材質別規格、用途別（清涼飲料水の容器包装、乳等の容器包装など）規格および製造基

表 5-6　器具・容器包装またはこれらの原材料の材質別規格（一部抜粋）

種類	材質試験		溶出試験*	
	試験項目	規格	試験項目	規格
ガラス 陶磁器 ホウロウ引き			カドミウム	材質別、サイズ別（深さや容量）、用途別（加熱調理用器具とその他）に異なる
			鉛	
合成樹脂一般	カドミウム	100µg/kg 以下	重金属	1 µg/mL 以下（Pb として）
	鉛	100µg/kg 以下		
ポリ塩化ビニル	ジブチルスズ化合物	50µg/g 以下	蒸発残留物	溶出試験条件によって異なる
ポリカーボネート	ビスフェノール A	500µg/g 以下	ビスフェノール A	2.5µg/mL 以下
ゴム製の器具・容器包装（ほ乳器具を除く）	カドミウム	100µg/kg 以下	フェノール	5 µg/mL 以下
			ホルムアルデヒド	陰性
	鉛	100µg/kg 以下	亜鉛	1 µg/mL 以下
			重金属	1 µg/mL 以下（Pb として）
金属缶一般			ヒ素	0.2µg/mL 以下（As$_2$O$_3$ として）
			カドミウム	0.1µg/mL 以下
			鉛	0.4µg/mL 以下

＊溶出試験に用いる浸出溶液（4％酢酸、20％エタノール、ヘプタンなど）と浸出条件（温度、時間）は、試験項目ごとに決められています。

準を設け、安全性の確保に努めています。

　原材料の材質別規格の一部を表 5-6 に示します。クリスタルガラスには高濃度の鉛が含まれています。陶磁器やホウロウ引きの場合、用いられているうわ薬にはカドミウムや鉛が含まれていることがありますし、陶磁器の絵付けに使う薬品にもカドミウムや鉛が含まれていることがあります。そのため、ガラス、陶磁器およびホウロウ引き製品については、カドミウムと鉛の溶出規格が定められています。カドミウムと鉛については、合成樹脂一般やゴム製器具・容器包装の材質規格、金属缶一般の溶出規格の対象にもなっていますし、その他の有害元素（ヒ素、スズ）や重金属も材質規格や溶出規格の対象になっています。

4　器具・容器包装のポジティブリスト制度
（1）　ネガティブリスト制度とポジティブリスト制度
　　　ネガティブリスト制度とは、原則として規制がなく自由に使用できる状態で、使用を規制（または禁止）するものだけをリスト化す

る制度です。それに対してポジティブリスト制度は、原則として使用が規制（または禁止）された状態で、使用してよいものだけをリスト化する制度です。器具・容器包装にはネガティブリスト制度が適用されていましたが、2018年の食品衛生法の大幅改正の際、国際整合性を図るためにポジティブリスト制度を導入することとし、2020年6月1日から施行されています。なお、ポジティブリスト制度は、食品添加物および農薬等にも適用されています。

(2)　器具・容器包装のポジティブリスト制度の内容

①　ポジティブリスト制度の対象は、欧米をはじめとした諸外国の制度やわが国の事業者団体によるこれまでの自主管理状況などを踏まえ、当面は合成樹脂製の器具・容器包装に限定しています。ただし、合成樹脂以外の材質の器具・容器包装であっても、食品接触面に合成樹脂の層が形成されている場合（合成樹脂製のシートが貼られている紙パック、合成樹脂製のコーティングがされている金属缶など）は制度の対象になります。

②　食品に接触しない部分に使用される物質（インキ、接着剤など）については、人の健康を損なうおそれのない量（食品中濃度として0.01 mg/kg）を超えて食品に移行しないよう器具または容器包装が加工されていれば、ポジティブリストに収載されていない物質も使用できます。

③　ポジティブリスト制度の対象物質は、合成樹脂の基本を成す基ポリマーおよび最終製品に残存することを意図して用いられる添加剤です。現在、基ポリマー約2000物質、添加剤約1600物質がリスト化されています。

④　モノマーの重合反応に用いられる触媒や重合助剤、不純物または非意図的生成物などは最終製品中に残存することを意図するものではないため、ポジティブリスト制度の対象外です。

第 6 章

食物アレルギー

　食物アレルギーは、アレルギー患者の方々にとって、場合によっては生死に関わる問題であり、国際的にも食品安全に関わる重要テーマの一つとされています。

　アレルギー表示のミス、あるいはアレルギーの原因物質の偶発的な混入などを理由とした商品回収は、商品回収件数全体の約3分の1を占めており、食品事業者にとって細心の注意を払った管理が求められるテーマです。

6-1 食物アレルギーの現状

Point

➡ 日本では乳幼児の5〜10%、学童期の子どもの1〜3%が食物アレルギーの患者であると考えられています。

➡ 原因食としては鶏卵、乳製品、小麦、木の実類などがありますが、年齢によって大きく異なることが知られています。

➡ 食物アレルギーの発症は個人差が大きく、同じ個人でも体調によって症状やその度合いが異なりますが、微量で発症し、場合によっては死に至ります。

1 食物アレルギーとは

「加工食品の食物アレルギー表示ハンドブック」（消費者庁、2021年3月）では、食物アレルギーについて次のように説明しています。

『食物アレルギーとは、食物を摂取した際、身体が食物に含まれるたんぱく質等（アレルギー物質）を異物として認識し、自分の体を過剰に防御することで不利益な症状を起こすことです。主な症状は「かゆみ・じんましん」、「唇の腫れ」、「まぶたの腫れ」、「嘔吐」、「咳・ぜん息」などです。「意識がなくなる」、「血圧が低下してショック状態になる」などの重篤な症状を呈する場合もあり、最悪の場合、死に至ることもあります。食物アレルギーは、人によってその原因となるアレルギー物質と、その反応を引き起こす量が異なります。また、同一人であっても体調によって、その反応も変わります。

なお、食物不耐症（ヒスタミンによるアレルギー様作用やカフェインによる興奮作用など）は免疫に作用するものではないため、食物アレルギーには含まれません。』

2 食物アレルギーの問題点

（1）わが国における食物アレルギー患者の正確な人数は把握できてい

ませんが、乳幼児の5〜10％、学童期の子どもの1〜3％が食物アレルギーの患者であると考えられています。文部科学省が全国の公立小学校、中学校および高等学校、計 10,153,188 人に対して行った調査「学校生活における健康管理に関する調査（中間報告）」（2013年12月）によると、食物アレルギー患者は 4.5%、アナフィラキシーを起こしたことのある者は 0.5% でしたが、2006 年の同様の調査では食物アレルギー患者が 2.6%、アナフィラキシーが 0.14% でしたので、6 年間で大きく増加したことがマスコミでも報道され社会的な関心が高まりました。

(2) 「食品事故情報告知ネット」（一般財団法人食品産業センター）によれば、不適切なアレルギー表示を理由に消費者に告知した案件は234 件で、商品回収全体の 32.6% を占めています（2020 年実績）。食物アレルギーに関わる自主回収は海外でも多く発生しており、食品安全に関わる大きな問題となっています。

(3) 食物アレルギーの発症については個人差が大きく、同じ個人でもその日の体調によって症状やその度合いが異なるようですが、いずれにしても微量でも発症し、場合によっては死に至るため、意図せざる混入への対策を含めて細心の注意が必要とされています。

用語▶ アナフィラキシー
アレルギーの原因となる物質などの侵入により、複数の臓器（皮膚・呼吸器・消化器・循環器・神経など）に全身性のアレルギー症状が現れて、生命に危機を与えうる過敏反応をアナフィラキシーといい、血圧低下や意識障害を伴う場合をアナフィラキシーショックといいます。

3 食物アレルギーの現状

食物アレルギーの現状について、消費者庁が公表している「平成30年度 食物アレルギーに関連する食品表示に関する調査研究事業報告書」をもとに紹介します。

(1) 原因食品

図 6-1 は食物アレルギーの原因食品を示しています。原因食品の上位となっている鶏卵、牛乳、小麦を合計すると約 70% になります。

木の実類の内訳は、クルミが 251 例（木の実類の 62.9%）で最も多く、以下カシューナッツが 82 例（同 20.6%）、アーモンドが 21例（同 5.3%）でした。果物類の内訳は、キウイフルーツが 77 例（果

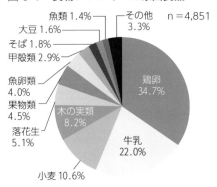

図 6-1　食物アレルギーの原因食品

魚類 1.4%
その他 3.3%　n＝4,851
大豆 1.6%
そば 1.8%
甲殻類 2.9%
魚卵類 4.0%
果物類 4.5%
木の実類 8.2%
落花生 5.1%
小麦 10.6%
牛乳 22.0%
鶏卵 34.7%

物類の 35.6%）で最も多く、以下バナナ、モモ、リンゴ、サクランボの順でした。魚卵類の内訳は、イクラが 184 例（魚卵類の94.8%）で最も多く、タラコが 10 例でした。それ以外の魚卵類の報告はありませんでした。魚類の内訳は、サケが 14 例（魚類の20.6%）で最も多く、以下サバ、ブリ、マグロ、アジ、シシャモの順でした。

(2) 年齢別原因食品

　表 6-1 は年齢別の原因食品を示していますが、原因食品は年齢によってかなり違うことがわかります。また前回（平成 27 年度）の調査結果と比較すると、今回調査では木の実類の増加が特徴的でした。さらに 18 歳以上群で大豆アレルギーが増加していることも特筆されます。

　上位 5 品目の全体に占める割合は、0 歳群は上位 3 品目で 95.1%を占めますが、18 歳以上群では 47.8%まで低下します。加齢に伴い原因食物が多様化しているのが分かります。

(3) 出現症状

　「皮膚症状」とは、じんましん、掻痒、紅斑、「呼吸器症状」とは、咳嗽、呼吸困難、喘鳴、「粘膜症状」とは、口唇浮腫、眼瞼浮腫、口咽頭掻痒感、「消化器症状」とは、嘔吐、腹痛、下痢、「ショック症状」とは、血圧低下、意識障害、顔面蒼白などを指します。

　消費者庁によって実施される「食物アレルギーに関連する食品表示に関する調査研究事業報告書」は数年に一度出されていますが、症状傾向はほぼ同じです。多くの人が一つの臓器だけでなく、二つ以上の臓器で症状を起こしていることがわかります。

表 6-1　年齢別原因食品

	0 歳 (1356)	1、2 歳 (676)	3-6 歳 (369)	7-17歳 (246)	≧18歳 (117)
1	鶏卵 55.6%	鶏卵 34.5%	木の実類 32.5%	果物類 21.5%	甲殻類 17.1%
2	牛乳 27.3%	魚卵類 14.5%	魚卵類 14.9%	甲殻類 15.9%	小麦 16.2%
3	小麦 12.2%	木の実類 13.8%	落花生 12.7%	木の実類 14.6%	魚類 14.5%
4		牛乳 8.7%	果物類 9.8%	小麦 8.9%	果物類 12.8%
5		果物類 6.7%	鶏卵 6.0%	鶏卵 5.3%	大豆 9.4%
小計	95.1%	78.2%	75.9%	66.2%	79.4%

※各年齢群で５％以上を占める原因食物を示した。また、小計は各年齢群で表記されている上位食物の頻度の集計です。

図 6-2　食物アレルギーの出現症状（n=4,851、出現した症状の割合％）

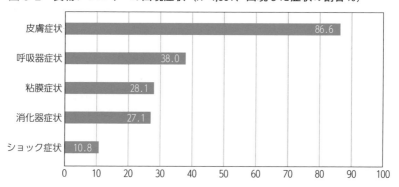

ショック症状（アナフィラキシーショック）は 524 名で発症し、その約４分の３は５歳以下でした。その原因食品は鶏卵（23.9%）、牛乳（22.5%）、小麦（16.6%）、木の実類（12.8%）、落花生（7.3%）の順となっており、またショック症状の発生頻度の高い食品は、カシューナッツ（18.3%）、小麦（17.0%）、クルミ（16.7%）、そば（16.5%）、落花生（15.4%）、エビ（14.9%）の順でした。

食物アレルギー発症のしくみ

Point

➡食物アレルギーは、生体に本来的に備わっている免疫システムにより引き起こされます。そのメカニズムには大きく分けて即時型と非即時型がありますが、食物アレルギーの多くは即時型です。

➡即時型は食後2時間以内に発症するとされており、IgE抗体が関与する反応です。

1 感作と発症

(1) 食物アレルギーは、免疫という生体防御システムによって起こります。そのメカニズムには大きく分けて二つあります。

(2) 第1のメカニズムは即時型（Ⅰ型）アレルギー反応といい、免疫グロブリンE（IgE抗体）というたんぱく質が介在して起こるもので、食事後2時間以内（多くは30分程度）にアレルギー反応が起こります。食物アレルギーの多くはこのタイプになります。

(3) 食物中のたんぱく質は、消化酵素によってペプチドやアミノ酸に分解されて腸管から吸収されますが、一部のたんぱく質は不完全な消化により大きなペプチドのまま吸収されることがあります。これらが腸管免疫系によって異物、つまりアレルゲンとして認識され、それぞれに特異的なIgE抗体が産生されます。この特異的IgE抗体が、全身に存在するマスト細胞（肥満細胞）上のIgE受容体に結合することで「感作」が成立します。

(4) 同じアレルゲンが再度吸収されると、それがマスト細胞上の特異的IgE抗体に結合し、これによりマスト細胞内にシグナルが伝達され、ヒスタミンなどの化学伝達物質が放出されて、アレルギー反応が誘発されます。

(5) 第2のメカニズムはIgE抗体に依存しない非即時型（遅発型、遅延型、Ⅳ型）と呼ばれる反応で、食物摂取から発症までに6～8

時間、ないしは数日かかります。これはリンパ球による反応ではないかと考えられていますが、詳しいメカニズムはまだわかっていません。

(6)　食物アレルギーは、消化管でアレルゲンが吸収され感作が成立する「腸管感作」が主体と考えられていましたが、近年の研究結果から、アレルゲンが皮膚のバリアを通過して表皮や真皮に侵入したときにも感作が起こることがわかってきました。これを「経皮感作」といいます。その典型例が、「茶のしずく石鹸」による小麦アレルギーでした。石鹸の界面活性剤により皮膚のバリア機能が低下し、この石鹸に含まれていた小麦成分が体内に入って感作を成立させ、小麦を食べたときにアレルギー症状を引き起こしました。

2　代表的なアレルゲン

(1)　表6-2 に代表的なアレルゲンを示しました。腸管から吸収されるたんぱく質の分子量は10万程度までとされていますので、分子量1〜10万のたんぱく質がアレルゲンとなる可能性があります。

(2)　アレルゲンとなるたんぱく質には、熱に対して安定であり、消化酵素に対して高い抵抗性を示すという性質があります。例えば鶏卵でアレルゲンとなるのは、卵白に含まれているオボムコイドとオボアルブミンです。オボアルブミンは熱に対してやや不安定ですが、オボムコイドは熱に安定で消化酵素にも抵抗性を示します。したがって、加熱調理した卵白でもアレルギー反応を引き起こす可能性があります。

表6-2　アレルギー原因食品とその主要アレルゲンの例

食品	主なアレルゲン	食品	主なアレルゲン
鶏卵 (卵白)	オボムコイド オボアルブミン	小麦	α-アミラーゼインヒビター α-グリアジン
牛乳	αs1-カゼイン β-ラクトグロブリン	ピーナッツ	Ara h 1 Ara h 2

6-3 食物アレルギーの発生事例

Point

➡ フードチェーンのそれぞれの場面において、様々なアレルゲンの混入リスクがあります。

➡ 適切な作業や対応を怠った結果、重大な健康被害につながる可能性がありますので注意が必要です。

1 給食での事例

東京都調布市の小学校で、給食後に5年生の女児が死亡しました。女児は乳製品にアレルギーがあり、原因はアレルギーによるアナフィラキシーショックの疑いとされました。

給食で出された「じゃがいもチヂミ」（実はチーズが配合されていた）のおかわりを求めたときに、担任教諭から「大丈夫か？」と問われた女児は、保護者が念のために持たせている献立表を示しましたが、その献立表の当該チヂミには、食べてはいけない料理に引くピンクマーカーが引かれていませんでした。ただ、保護者、栄養士、担任との間で事前に取り決めていたルールでは、おかわりの申し出があった場合は、担任は除去食一覧表で確認することになっていましたが、担任はルールとは関係のない献立表は見たものの除去食一覧表の確認はしていませんでした。

女児が食後に気分が悪い旨を訴え、症状が悪化したため校長が14分後に女児のもっていたエピペン®（アナフィラキシーの症状を和らげるアドレナリン自己注射製剤）を注射しました。その後、救急車で病院に搬送されましたが、女児は死亡が確認されました。

事故の検証では、どの料理が除去食であるかの情報確認がルール通りに行われていなかったこと、また女児が「違う、打たないで」と訴えたこともあり担任がすぐにエピペン®を打たなかったこと、そして看護教諭が食物アレルギーによるアナフィラキシーであることに思い至らなかったことといった初期対応の問題点が指摘されました。

2　外食での事例

　ハンバーガー店で子供（小麦アレルギー）が、ジュースとフライドポテトを食べたいと言い出したので、店員に口頭でフライドポテトの原材料を確認したところ、「じゃがいも、塩、油のみ」とのことだったので食べさせましたが、すぐに咳き込み始め、じんましんが口周囲から全身に広がりました。後日、店に再度確認したところ、フライドポテトには小麦粉をまぶしていることが判明しました。

　従業員の確認・知識不足による事例です。飲食店では現在、アレルギー表示の義務はありませんが、客が確認した上で提供した商品によって事故が起きた場合に、店側の安全配慮への注意義務が発生し、安全義務が果たされていないと判断されれば損害賠償を請求される可能性があります。従業員に対しては思い込みや誤った知識で客に対応しないこと、客から使用している原材料等の確認を求められた場合には、必ず詳しい者に確認するということを徹底することが大切です。

3　小売での事例

　5歳の子どもが、親が目を離したすきにスーパーの試食品を食べてしまいました。本人は黙っていましたが、15分くらいして咳と腹痛が出現し、顔が腫れてきました。おかしいと思い本人に問い詰めたところ、ソーセージを食べたと白状したので、すぐ手持ちの内服薬を飲ませ症状は落ち着きました。

　店頭販売の場合は法的な表示義務はありません。プライスカードやPOP（購買時点広告）に原材料に含まれるアレルゲンを文字やアイコンで表示しているスーパーもありますが、共通したルールがあるわけではありません。

　スーパーの惣菜コーナーで、取り分け用のトングが使い回しされていたため、それが原因でアレルギーを発症した事例もありますので、小売段階での注意も必要です。

4　加工食品での事例

　海外で製造している冷凍食品の鶏の唐揚げと竜田揚げで、「竜田揚げのパッケージに唐揚げが混在」、「唐揚げのパッケージに竜田揚げが混在」といった製品が一部存在していることが、消費者からの苦情や在庫品のチェックにより判明しました。唐揚げのアレルギー表示は、「卵、乳成分、小麦、さば、大豆、鶏肉」であるのに対して、竜田揚げのアレルギー表

示は「卵、小麦、大豆、鶏肉」でしたので、竜田揚げのパッケージの中に入っている唐揚げを食べてしまったときに健康被害につながる可能性があったため、保健所に届け出て自主回収することとしました。自主回収の社告を見た消費者から体調不良の申告がいくつか寄せられましたが、幸いにして生死に関わるような重篤な被害の申告はありませんでした。

　小容量パック製造の際に包装工程の前で滞留が発生するため、包装待機品として一時保管しておいた唐揚げと竜田揚げの一部を誤って交差させて製造ラインに投入してしまったこと、また包材の保管場所での混在があり包材の取り違いがあったことが主な原因でした。現場の責任者が気付いて回収しましたが、すべてを取り除けずに出荷されてしまいました。外国人には、唐揚げと竜田揚げの形状の違いやパッケージの違い（同じようなデザインで表示は日本語のみ）を区別することが難しかったことも背景にはありました。

トピックス

食物アレルギー発症事例、商品回収事例

食物アレルギーに関する様々な事故事例が、インターネット上でも公開されています。どんなところにリスクが潜んでいるのかを検討する際など、必要に応じて参考にするのも良いでしょう。

・消費者庁委託業務「食物アレルギーひやりはっと事例集」（藤田医科大学・小児科・免疫アレルギーリウマチ研究会）、「学校における食品アレルギー対応　ヒヤリハット・ヒント事例集」（東京都）等では、重大な事故には至らなかったものの、保育園や学校、ホテル、レストラン等、食事を提供する施設でのヒヤリハット事例が紹介されています。

・「食品衛生法公開回収事案検索サイト」（厚生労働省）、「食品事故情報告知ネット」（一般財団法人食品産業センター）、「食物アレルギー危機管理情報」（NPO法人アトピッ子地球の子ネットワーク）、「リコールプラス」（株式会社ディー・ウォーク・クリエイション）等のウェブサイトでは、食物アレルギーに関連する食品回収情報が掲載されています。

6-4 アレルゲンの管理対策

Point

➡ アレルギー表示のミス、あるいは偶発的なアレルゲンの混入など を理由とした商品回収は商品回収件数全体の約 3 分の 1 を占め ており、食品事業者にとって大きな課題となっています。

➡ 国際食品規格委員会（CODEX 委員会）では食品事業者向けの行 動規範を作成しており、原料生産から販売までのフードチェーン 全体にわたって適切にアレルゲン管理を行うこと、各事業者が情 報伝達を確実かつ適切に行うことの重要さを強調しています。

(1) 国際食品規格委員会（CODEX 委員会）では、「食品事業者向け 食品アレルゲン管理に関する実施規範」（CXC80-2020）を作成・ 公表しています。食品アレルゲンは加熱、高圧処理のような病原性 微生物を死滅させる処理では破壊することはできないことから、原 料生産から原料加工、食品製造、保管・輸送、販売、調理提供（外 食）といったフードチェーン全体にわたって関係する食品事業者 が、一般衛生管理システムや HACCP システムに組み入れて管理 する必要があるとしています。

(2) また、フードチェーンの上流から下流まで情報伝達が適切に行わ れ、食品表示などを通して、消費者に正確な情報が提供される必要 があるとしています。

(3) CODEX 委員会が作成した実施規範も踏まえて、アレルゲン管 理のポイントや具体的な対策をまとめると表 6-3 のようになります。

表6-3　アレルゲン管理のポイントと具体的な対策

管理の ポイント	具体的な対策
交差接触や混入の排除	**＜原料生産＞** ・偶発的な混入（同じ畑での以前の栽培作物からの混入、除草や収穫用の機械からの混入等）の防止 ・収穫物の区分保管、こぼれ落ちによる混入の防止（アレルゲン性のあるものを下段の棚に保管する等） ・保管用の袋からの混入の防止（アレルゲン性のある収穫物に使用した袋は他の収穫物には使用しない等） ・保管用袋の色分け等による識別管理 **＜食品製造、調理提供＞** ○原材料 ・仕様書やレシピ通りの原材料の使用 ・原材料の取り違いを防止するための識別管理 ・商品設計の段階での非アレルゲン性原料の優先的な採用、あるいは非アレルゲン性原料への切り替えの検討 ○製造・調理工程 ・製造ラインの交差をさせないような工程設計（可能なら専用の製造ラインの設置） ・粉末原料や液体原料の飛散による混入の防止（エリアの区分、壁やカーテン、仕切りなどの障壁の設置、製造ラインの遮蔽、局所排気や集塵のシステムの導入等） ・水や油などの調理媒体による交差接触への対策 ・アレルゲンを含む原材料はできるだけ後の工程（製造工程の下流）で配合するといった工夫（アレルゲンと製造機械との接触の機会をなるべく減らすため） ・アレルゲンを含まないものから製造・調理する等の生産計画や手順の工夫 ・アレルゲンを含む仕掛品や再加工品の識別管理 ○器具等 ・アレルゲンを含む原材料専用の装置・器具・容器等の使用 ・洗浄しやすい構造の装置・器具・容器等の選択 ○従業員 ・作業服を介した交差接触の防止（エリアごとに作業服を分ける等） ・従業員の配置の工夫（アレルゲンを含む製品と含まない製品の製造に同時に従事させない） ・アレルゲンを含む食材の下処理作業の専任化 ○洗浄 ・洗浄の徹底 ※洗浄水中のアレルゲンの検査や製造ラインのふき取り検査による洗浄方法の有効性の確認が必要 ※製造ラインに残留している粘性の高い原材料を洗い流すために別の原材料を流す（共洗いする）場合は、共洗いに使った原材料を再利用す

	る際に注意が必要
	<保管・輸送> ・保管、輸送中の区分管理・識別管理 ・アレルゲンを含むもの専用の保管・輸送用容器の使用 ・検査や洗浄が容易な保管・輸送用容器の使用
	<販売> ・小売店店頭での陳列中の交差接触の防止（ラップや間仕切りの使用） ・取り分け用の器具（トング等）の専用化
正確な情報の 確実な伝達・ 共有	<原材料情報> ・原料生産段階から販売・調理提供までの一貫して整合した情報伝達（原材料規格書や表示などによる食品事業者間の確実な情報伝達） ・加工済みの原材料や複合原材料については、「原材料の原材料の原材料」といったように 3 ～ 4 段階遡って調査し、すべての原材料についての「アレルゲンプロファイル」（意図的に添加された、また不注意によって存在するアレルゲンのこと）を明確にすること 　※配合量が少ない原材料を均一に配合するために小麦粉や乳糖などで増量してから投入する、使用時に飛び散らないように小麦粉や大豆製品を加えて造粒してから投入する、水や油との親和性をあげるために他の原材料と混合してから投入するといった事例もあるので注意が必要 ・原材料情報をデータベースで管理すること 　※データベースで管理しておけば、問題が発生した際にアレルゲンの混入想定量がすぐに計算できる、同じ原材料を使った他の製品がすぐにリストアップできるといったメリットがある ・原料供給元からの原材料や製造方法の変更に関する情報の速やかな伝達ルールやしくみ、供給元との定期的な確認のしくみの構築（サイレントチェンジへの対策） ・原料仕入先への監査による管理レベルの確認
	<食品表示、広告等> ・パッケージ表示や POP、WEB サイトでの消費者への適切な情報提供（意図せざる混入の可能性も含めての情報提供） ・アレルゲンプロファイルの変更をもたらす配合変更があった場合には、消費者がそれを容易に認識できるように情報提供すること（新たなアレルゲンが配合された場合にはパッケージの色やデザインを大きく変えることも検討すること）
従業員教育の 徹底	・食品アレルゲンとその健康影響についての知識の共有 ・原材料や製造工程での交差接触の可能性についての認識共有、アレルゲン管理手順の意義の徹底 ・手順通りに作業をしていることのセルフチェック、また管理者による点検・都度指導の実施

用語▶ サイレントチェンジ
発注元の企業が知らないうちに、サプライヤー（原料供給者など）によって
仕様の変更がされて納品されてしまうことです。仕様変更により新たなアレ
ルゲンが加わった場合には、アレルギー表示が欠落することとなり、健康被
害につながる危険性があります。

トピックス

食品事業者向けのガイドライン等

行政機関や業界団体などからは、下記のような食品事業者向けのガ
イドラインや対応マニュアルが公表されています。必要に応じて参
考にするのも良いでしょう。

- 「保育所におけるアレルギー対応ガイドライン」（厚生労働省、
  2019 年 4 月）
- 「学校給食における食物アレルギー対応指針」（文部科学省、
  2015 年 3 月）
- 「旅館ホテルにおける食物アレルギーのお客様対応マニュアル」
  （全国旅館ホテル生活衛生同業組合連合会、2015 年 2 月）
- 「外食・中食におけるアレルゲン情報の提供に向けた手引き」（外
  食等におけるアレルゲン情報推進検討会、2017 年 6 月）
- 「加工食品の食物アレルギー表示ハンドブック」（消費者庁、
  2021 年 3 月）　等

Point

→ 食品表示法では、重篤度が高く症例数の多い7品目が特定原材料として表示が義務づけられており、またそれに準ずるものとして21品目の表示が奨励されています。

→ 表示の必要性は検査結果と製造記録から判断されます。表示方法は個別表示が原則となりますが、一括表示も認められています。

1 表示の対象

(1) 食物アレルギーは安全に関わる事項であるため、消費者への正確で適切な情報を提供するための表示制度が定められています。この制度を確実に運用し有効性を高めていくことで、フードチェーンの最末端である消費者が自らリスク管理をすることを手助けすることができます。

(2) 日本では2001年4月に、アレルギーを起こすおそれがある原材料を含む加工食品の表示制度が世界に先駆けてスタートしました（猶予期間が設けられたので、実質的なスタートは2002年4月）。

(3) 食物アレルギー表示は、特定原材料を含む加工食品、特定原材料に由来する添加物、特定原材料由来の添加物を使用した一部の生鮮食品について求められます。重篤度が高く症例数の多い7品目（特定原材料）については食品表示基準で表示を義務づけており、また過去に一定の頻度で健康被害が見られた21品目（特定原材料に準ずるもの）については、消費者庁通知により表示を奨励しています（表6-4参照）。疫学調査の結果を踏まえて、特定原材料や特定原材料に準ずるものについての見直しが継続的に行われますので、今後とも注意が必要です。

表 6-4　アレルギーを起こすおそれのある原材料を含む加工品の表示

表示	用語	原材料
義務	特定原材料 （7品目）	えび、かに、小麦、そば、卵、乳、落花生（ピーナッツ）
奨励	特定原材料に準ずるもの （21品目）	アーモンド、あわび、いか、いくら、オレンジ、カシューナッツ、キウイフルーツ、牛肉、くるみ、ごま、さけ、さば、大豆、鶏肉、バナナ、豚肉、まつたけ、もも、やまいも、りんご、ゼラチン

（注）2021 年 12 月現在の対象原材料

2　表示の必要性の判断基準

(1)　厚生労働科学研究費補助金による「食品表示が与える社会的影響とその対策及び国際比較に関する研究班　アレルギー表示検討会中間報告書」（2001 年 10 月）において、「アレルギー症状を誘発する抗原量に関しては、総たんぱく量として一般的には mg/ml 濃度（食物負荷試験における溶液 ml 中の重量）レベルでは確実に誘発しうるが、μg/ml 濃度レベルではアレルギーの誘発には個人差があり、ng/ml 濃度レベルではほぼ誘発しないであろうと考えられる」、「数 μg/ml 濃度レベル又は数 μg/g 含有レベル以上の特定原材料等の総たんぱく量を含有する食品については表示が必要と考えられる」とされたことを踏まえて、現在のアレルギー表示制度が成り立っています。実際に食物アレルギーが発症するかどうかは、濃度ではなく摂取量が問題となりますが、ここでは表示の必要性の観点からの検討がされています。

(2)　アレルギー表示の必要性は、検査結果と製造記録により判断されます。検査で「陽性」とする判定基準は、「特定原材料由来のたんぱく質含量が 10 μg/g 以上」とされています（スクリーニング検査法（ELISA 法）では、実際には 1 μg/g 程度まで検出は可能ですが、確認検査（ウェスタンブロット法、PCR 法）が求められるのは、スクリーニング検査で 10 μg/g 以上検出された場合とされています）。

(3)　検査での陽性か陰性かに加えて、製造記録（製造レシピ（配合表を含む）、作業手順書、作業日報、検査成績書、ガントチャート（ライン毎の製造予定表）、品質保証書、商品カルテ（成分情報を含む）、

特定原材料を含まない旨の証明書等）での特定原材料の記載の有無を踏まえて、最終的に表示の必要性が判断されます。スクリーニング検査の結果が陰性であったとしても、製造記録に特定原材料の記載があり（つまり、意図的に特定原材料が配合されており）、アレルギー表示をしない明確な根拠がないような場合には、保健所から表示をすることを勧奨されることになります。

トピックス

表示の判断基準とアレルギー発症の閾値

現在日本が定めている表示の判断基準（10 μg/g）は、検査の検出限界値を基に臨床医等の専門家の意見を加味して決められた値で、「表示のための閾値」と捉えられています。食品のアレルゲン性に基づいた値ではないため、それ未満であってもアレルギー反応を誘発してしまう可能性や、逆に過度に規制されてしまう可能性があります。

「内閣府食品安全委員会　平成28年度食品安全確保総合調査　アレルギー物質を含む食品のリスク評価方法に関する調査」（一般財団法人日本食品分析センター、2017年2月）では、国内外の専門機関や国際機関でのアレルゲンを含む食品のリスク評価方法の現状が紹介されています。

食物アレルギーが発症する閾値については、国内外で食物アレルギー患者の協力を得ながらの実証的な研究が行われているようです。そのような研究成果に基づいて集団における閾値が設定できれば、より客観的で透明性のあるリスク管理ができるようになるものと思われます。ただ、集団の閾値を求めるために乗り越えるべき課題は、まだまだ残されているようです。

3　表示方法

(1)　食品表示法では、原材料名欄および添加物欄に含まれている特定原材料等を記載するとされています。原則として個別表示で行いますが、個別表示で表示できない場合や個別表示がなじまない場合は一括表示することも可能とされています。

・個別表示（原則）……個々の原材料の直後に、それぞれに含まれる特定原材料等を括弧を付けて表示します。特定原材料等がどの原材料に由来するのかがわかるので、アレルギー患者が喫食可能な食品やその部位を選択する際に確実に情報を得ることができます。

・一括表示（例外）……当該食品に含まれる全ての特定原材料等を原材料名欄や添加物欄の最後にまとめて、「（一部に〇〇・〇〇を含む）」と表示します。どの部位に特定原材料等が含まれるのかは、表示を見ただけではわかりません。

4　意図せざる混入の注意表示

(1)　食品表示法では、特定原材料の混入防止策の徹底を図っても混入の可能性を排除できない場合には、「本品製造工場では〇〇（特定原材料等の名称）を含む製品を生産しています。」のように注意喚起表示を行うことが望ましいとされています。

(2)　例えば、水産加工品には様々な段階でえび・かにが混入することが考えられるため、えび・かにの混入頻度や混入量が高い場合には、注意喚起表示を行うことが望ましいとされています。しかし、えび・かにの混入頻度と混入量が低いものについては、食物アレルギー患者の食品選択の幅を過度に狭める結果になることから、注意喚起表示の必要はないものとされています。

(3)　また、「入っているかもしれません」「入っている場合があります」などの可能性表示は、たとえ一括表示欄外であっても認められていません。食品事業者がリスクヘッジのために、安易にこのような表示に流れ、十分な管理対策をとらなくなるのを避けるためです。

トピックス

諸外国のアレルギー表示基準との比較

諸外国でもアレルギー表示制度が制定されています（表6-5参照）。共通している品目が多くありますが、対象を食品群で指定するのか、個別食品名で指定するのかの違いがみられます。

表 6-5　諸外国での食物アレルギー表示対象品目
(「加工食品の食物アレルギー表示ハンドブック」(消費者庁) より抜粋)

品目	日本	CODEX [*1]	米国	EU	中国	韓国
小麦 / 穀物	○ 小麦	○ [*2]	○ 小麦	○ [*2]	△ [*2]	○ 小麦
甲殻類	○ えび・かに	○	○ カニ・ロブスター・えび等	○ えび・かに等	△ えび・ロブスター・かに等	○ えび・かに
卵	○	○	○	○	△	○ 家禽に限る
魚類	△ さけ・さば	○	○ バス・ヒラメ・タラ等	○	△	○ さば
落花生 (ピーナッツ)	○	○	○	○	△	○
大豆	△	○	○	○	△	○
乳	○	○	○	○	△	○
木の実類	△ アーモンド・くるみ・カシューナッツ	○	○ アーモンド・ピーカン・くるみ等	○ [*3]	△	○ くるみ
亜硫酸塩		○		○		○
そば	○					○
軟体動物	△ あわび・いか			○		○ タコ・カキ・あわび・ムール貝を含む
魚卵	△ いくら					
フルーツ	△ オレンジ・キウイフルーツ・バナナ・もも・りんご					○ もも
肉類	△ 牛肉・鶏肉・豚肉					○ 牛肉・鶏肉・豚肉
その他	△ ごま・まつたけ・やまいも・ゼラチン			○ (ごま・マスタード・セロリ・ルピナス)		○ トマト

出典：消費者庁「加工食品の食物アレルギー表示ハンドブック」（令和 3 年 3 月）
＊ 1　　CODEX…FAO/WHO が合同で設立した国際政府間組織が策定した食品の国
　　　　　際規格
＊ 2　　小麦 / 穀物の範囲…CODEX：小麦、ライ麦、大麦、オート麦、スペルト
　　　　　　　　　　　　　　EU：小麦、ライ麦、大麦、オート麦、スペルト、カムー
　　　　　　　　　　　　　　ト
　　　　　　　　　　　　　　中国：小麦、ライ麦、大麦、スペルト
＊ 3　　木の実類の範囲（EU）…アーモンド、ヘーゼルナッツ、くるみ、カシューナッ
　　　　　　　　　　　　　　　ツ、ブラジルナッツ、ピスタッチオ、マカダミア、
　　　　　　　　　　　　　　　クイーンズランドナッツ

第 **7** 章

異物混入

　食品の異物混入とは、本来その食品中にあるべきでないものが含まれていることをいいますが、ガラスや金属などの硬く鋭利な異物は傷害につながる可能性があり、虫や動物の糞などの異物は病原菌を媒介することもあります。

　食品事業者は異物混入も食品安全に関わる課題として捉える必要があり、消費者は食品の生産・流通の現状や食品の特性を十分理解したうえで適切な判断・申告をするよう努力する必要があります。

7-1 異物混入とは

Point

➡ 食品中の異物は鉱物性、動物性、植物性の三つに大別されますが、食品衛生法では人の健康を損なうおそれのある異物が混入した食品の販売を禁止する旨の規定があります。

➡ 異物混入苦情は苦情全体の 15~25％と非常に大きな割合を占めており、危害性がない異物の混入であっても食品事業者による自主回収が行われる事例が多く発生しています。

1　異物とは

(1)　食品中の異物に関して、食品衛生法では次のように規定されています。

　　「不潔、異物の混入又は添加その他の事由により、人の健康を損なうおそれがある食品又は添加物は、これを販売し（不特定又は多数の者に授与する販売以外の場合を含む。以下同じ。）、又は販売の用に供するために、採取し、製造し、輸入し、加工し、使用し、調理し、貯蔵し、若しくは陳列してはならない。」（第 6 条本文および第 4 号）

(2)　法的には、食品中に混入することで人の健康を損なうおそれのあるものが異物であると解釈できますが、人の健康を損なうおそれがあるかどうかについての明確な判断基準が示されているわけではありません。

(3)　米国では過去事例の分析を踏まえ、7 mm 以下の大きさの異物は乳幼児などの特別なケースを除けば外傷・重症の原因とはならないとの考え方に基づいて法律の運用がされています（CPG Sec. 555.425 Foods, Adulteration Involving hard or Sharp Foreign Objects）。

(4)　韓国では、長さ 2.0mm 以上の金属異物が検出されてはならない

との基準が設定されています（Food Code 2019）。

(5) 法律の規定とは別に、食品中に混入する異物についてはその由来や材質から一般的に次のように分類されます。

表 7-1　異物の分類と具体的な事例

種類	由来、材質	具体的な事例
動物性異物	虫	ハエ、蚊、ゴキブリ、虫片、虫の幼虫や卵、寄生虫
	人	毛髪、爪、皮膚、歯、血液
	その他	羽、獣毛、皮、骨、ネズミの糞
植物性異物	植物	植物片、種子、木片、有毒部分
	微生物	細菌、カビ、酵母
	その他	包装紙片、糸くず、布、ガーゼ、ヒモ類
鉱物性異物	金属	釘、針、ネジ、画鋲、包丁やカッターの刃、ホチキスの針
	鉱物	ガラス片、小石、土砂、瀬戸物片、貝殻片、セメント片
	樹脂[*1]	ビニール片、プラスチック片、ゴム片

*1　ここでは石油（鉱物資源）から作られる樹脂類を鉱物性異物に分類していますが、別に分けることもあります。天然ゴムを植物性異物に分類することもあります。

*2　上記以外にも、原材料に由来するもの、製造工程上での不適切な取り扱いにより生成したもの（成分同士の反応生成物、焦げなど）、原材料または食品の保存中に生成したもの（析出物など）、他の食品に由来する物質、絆創膏、タバコの吸殻なども異物としてあげられます。

(6) 食品の種類や特徴、混入していた異物の状態や発見された状況、あるいは消費者の意識や食文化・食環境の変化により、何を異物ととらえられるかの判断は変わってきます。例えば、ベビーフードでは原材料由来の小さな植物破片であっても異物と申告されることがあり、しらす干しの中の小エビは食物アレルギーの観点からも異物とされたり、また骨取りサバでの骨の混入、種抜きプルーンでの種片の混入なども異物混入苦情となりえます。

2　異物混入の問題点

(1)　金属片・ガラス片・木片等の硬いものや鋭利なものは、口腔内や食道・消化管などを物理的に傷つけ、またネズミの糞やゴキブリ、イエバエなどの昆虫は、病原菌や有毒物を媒介することで人の健康被害に直結する場合があります。

(2)　異物は肉眼で容易に確認できるものであるため、「気持ちが悪い」といった不快感や「不潔・不衛生でないか」といった疑念を消費者に抱かせることで苦情につながりやすいものです。そのため、人の健康を損なう可能性がほとんどないような異物の混入であっても、食品事業者の判断で自主回収するような事例も多く発生しています。

(3)　過去には農薬が意図的に食品に混入され、健康被害が発生した事件が発生しています。毒物や病原性微生物などを、危害を与える目的で意図的に混入することは通常の食品衛生管理の範疇を超える問題ではありますが、そのようなリスクにも注意を払っておく必要があります。

3　異物混入の実態

(1)　消費者からの異物混入苦情件数

　　図7-1は、毎年公開されている東京都の統計をもとに、食品衛生関連で申告のあった苦情の総件数と異物混入苦情の件数、および総件数に占める異物混入苦情件数の比率を示したグラフです。異物混

図 7-1　東京都に寄せられた食品衛生関連苦情と異物混入苦情の推移

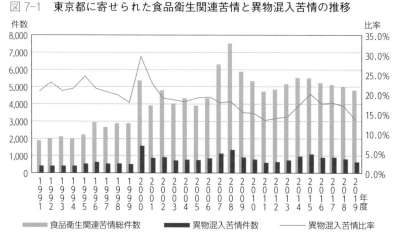

出典：東京都ホームページ「食品衛生の窓」食品の苦情統計

入苦情は苦情全体の15〜25％と非常に大きな割合を占めています。

　図7-1を見ると、苦情全体の件数の増加に連動する形で異物混入苦情件数の山があることが読み取れますが、苦情件数や異物苦情件数は社会状況によっても大きく影響を受けます。

　2000年度には、低脂肪乳が原因の大規模な食中毒が社会問題となりました。また、異物混入や異味異臭を理由とした商品回収の社告が連日のように新聞に掲載されたことで食品業界への不信感が生じ、異物混入を含めて苦情が大幅に増えました。2007〜2008年度では、菓子製造工場での使用期限の切れた原材料の使用、使用した偽装原料の組織的隠ぺい、中国産の冷凍食品での農薬の混入事件などが発生しました。2014〜2015年度には、カップ麺へのゴキブリの混入事件がインターネット上で炎上しました。また、中国の工場での鶏肉加工品の不衛生・不適切な取扱いが発覚しました。

(2)　食品中に混入していた異物の内訳

　図7-2は、1991〜2019年度までに東京都に異物として申告されたものの内訳です。異物混入苦情の内容には、金属やプラスチックのように人体に直接的な危害を引き起こす危険性が高いものの他に、虫や毛髪のような心理的に不快と思わせるものが目立ちます。

　食品別の異物混入苦情では調理済み食品が最も多く、異物混入苦

図7-2　東京都に異物として申告されたものの内訳（1991〜2019年度累計）

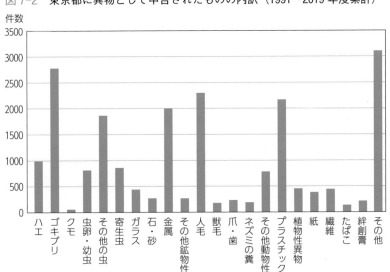

情全体の約43％を占めます。調理済み食品は多種多様な原材料を
用いて複雑な工程で製造されるため、それだけ異物混入のリスクが
高いことがうかがえます。また、調理済み食品では、虫、鉱物性異
物、プラスチック類、動物性異物がほぼ同じような比率で混入が見
られる一方、農産食品・農産加工食品や飲料では虫の混入の比率が
高くなっています。食品の種類によって混入する異物に違いがある
ことがわかります。

7-2 異物混入苦情対応と異物混入防止対策

Point

➡ 食品事業者は、それぞれの異物の混入経路や混入リスクに応じた予防対策を講じる必要がありますが、それには発生源対策と流出防止対策の二つがあります。

➡ 異物混入が発生した場合には、可能なかぎり現物や混入状態を確認し、危害性と拡散性を判断して対応すること、混入原因の調査結果を踏まえた再発防止対策を行うことが必要です。

(1) 図7-3は異物混入苦情の発生から再発防止策までの一般的な流れをまとめたものです。ここでは肉団子に4mm程度の大きさのガラス片が混入していたという事例をもとに全体の流れを解説します。

(2) 苦情受付の際には、健康被害の発生の有無やその状況を確認するとともに、どのような状態で異物が混入していたのかを確認します。この事例では、「口の中で噛んだときに肉団子の中から出てきた」とのことでしたので、製造工程で混入した可能性が高いと判断しました。消費者から異物の現物が提供されたため、持ち帰って性状や組成を調べました。

(3) 製造工場での窓ガラスやガラス器具等の破損はなく、同じ性状・組成のガラスは工場内には存在しないことが判明したため、原材料の肉やタマネギ、パン粉などに由来するものと推定しました。原材料由来となると拡散性が懸念されるため、同一原料を使用している他製品での苦情の有無を確認しました。また原材料メーカーでの管理状況やトラブルの発生状況を確認しましたが、特に問題はありませんでした。したがって危害性と拡散性は低いと判断し、商品回収まではしませんでした。

(4) 異物混入対策では、従業員、原料、設備・部品、作業用の器具や資材、環境から「持ち込まない」、「発生させない」、「混入させない」

という発生源への対策、また混入したものを「取り除く」、「出荷しない」という流出防止対策が必要です。この事例では、再発防止のために、原材料の目視点検の強化やパン粉のふるいの目を細かくするといった対策がされました。

(5) 金属探知機やX線検査機などを使った異物検査は、非破壊検査のため全品検査が可能であり、異物対策（流出防止対策）としては非常に有効です。ただ、それぞれの異物検査機の性能の限界もありますので、それだけに頼るのではなく発生源への対策と併用する必要があります。主な異物混入の原因と予防措置は表7-2の通りです。

表7-2　主な異物混入の原因と予防措置

異物の種類	原因の一例	想定される予防措置の一例
動物の毛（原料使用時）	原材料から	原材料製品規格の確認
骨片・殻・種子		ふるいによる除去
石や砂		目視による検知・除去
ビニール片	原材料の取扱い	原材料開封方法のルール化・開封後確認
ネジやナット、ボルト	機械・設備からの離脱	製造機械・器具の保守点検 マグネット・金属探知機等による除去
ガラス片	容器の破損	飛散防止対策（破片飛散防止など） 代替品の使用（ガラスの不使用）
指輪・筆記物など	従事者の過失	従事者教育の徹底 持ち込み禁止品等による制限と入場確認
クリップ・ホチキス	記録中や使用中の紛失	使用禁止等
カッターナイフの刃など		折れ刃カッター禁止・使用後の確認
人毛（毛髪・頭髪など）	従事者から	出社前ブラッシング・専用服（帽子） 入場時除去・作業時除去・清掃
虫	虫の種類による	モニタリング・種別の対策

（注）異物は、製品特性や使用原材料、工程や環境などで変わります。

図 7-3　苦情対応のフロー

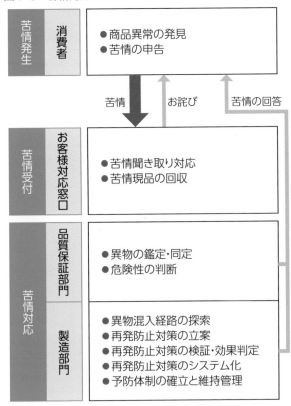

（注）必要に応じて、保健所等への報告、マスコミへの対応を行う。

第 **8** 章

その他の危害要因

　本項では、その他の危害要因として、放射性物質、BSE および鳥インフルエンザなど食品のリスク分析とフードチェーン対策により食品の安全性を確保している事例を取り上げます。

8-1 放射性物質

Point

➡ 自然界には放射性物質が普遍的に存在し、食品を通した内部被ばくの大部分も自然界に由来しています。

➡ 過去の大気圏核実験や原発事故は食品の放射性物質による汚染の原因となっており、なおその影響が危惧されています。

➡ 福島第一原発事故を受けて食品中の放射性セシウムの基準値が整備され、食の安全が確保されています。

食品と放射性物質

(1) 食品と放射性物質との関係については二つの面から見る必要があります。一つは、食品をはじめとして自然界に広く存在する元素であるカリウムに 0.0117% の割合で存在する放射性元素（核種）カリウム 40 です。これは、食品を通した内部被ばくのほとんどを占めますが、生命誕生以前から存在するもので、食品の安全性に影響を及ぼすとは考えられていません。

(2) 他方、1950 年代より盛んに行われた多数の大気圏核実験で放出された放射性物質は、確実に食品を汚染しています。特に、1954 年ビキニ環礁で行われた水爆実験では第五福竜丸が被ばくし、また、マグロの汚染が大きな問題となりました。1986 年旧ソビエト連邦のチェルノブイリ原発事故では、ベラルーシ、ウクライナを中心としてヨーロッパに深刻な放射能汚染を引き起こしています。最近では、2011 年の福島第一原発事故に伴う放射能汚染の影響が今なお危惧されています。

食品中の放射性物質に関する規制

(1) 福島第一原発事故を受けて 2012 年 4 月 1 日より施行された食品
中の放射性物質に関する基準値は、食品群ごとに異なり表 8-1 のよ
うに設定されています。

表 8-1　食品中の放射性セシウムの基準値（単位：Bq/kg）

食品群	飲料水	牛乳	乳児用食品	一般食品
基準値	10	50	50	100

(2) 放射性セシウムとは、セシウム 134 とセシウム 137 の合量のこと
ですが、この基準値は放射性セシウム以外の放射性核種（ストロン
チウム 90、プルトニウム、ルテニウム 106）の影響を考慮したもの
となっています。

(3) この基準値はヒトが限度レベルの汚染食品を一生涯食べ続けたと
してもヒトの健康に悪影響を全く与えないレベルとして、食品中の
放射性セシウム等からの追加の被ばくが年間 1 ミリシーベルトを超
えないよう決められたものです。

用語▶│ ベクレル（Bq）とシーベルト（Sv）
ベクレル（Bq）とは、放射能の強さ（量）を表す単位です。すなわち、1
ベクレルは 1 秒間に 1 個の原子核が崩壊して放射線を出す放射能の強さ
（量）を表します。また、食品中の放射性物質の基準値は、食品 1 kg におけ
るベクレル数（Bq/kg）によって判断されます。
シーベルト（Sv）とは、放射線を浴びたときの人体への影響度を数値化し
た単位です。放射線を浴びることを被ばくと呼び、放射線源が体内にあれば
内部被ばく、外部にあれば外部被ばくと呼びます。安全かどうかは、体内の
細胞が傷つく度合いを表す放射線の量（Sv）によります。通常、1/1000 量
のミリシーベルト（mSv）、またはさらに 1/1000 量のマイクロシーベルト
（μ Sv）で表します。
一般食品（食品区分の考え方）
特別な配慮が必要な「飲料水」「乳児用食品」「牛乳」は区別し、それ以外の
食品は、個人の食習慣の違い（飲食する食品の偏り）の影響を最小限にする
ため、一括して「一般食品」として区分しています。

参考　食品中の放射性物質に関する海外の規制

	放射性セシウムの基準値
コーデックス委員会	乳幼児用食品、一般食品とも1000Bq/kg
EU	乳幼児用食品400Bq/kg、乳製品、飲料水1000Bq/kg、一般食品1250Bq/kg 日本から輸出された食品には日本の基準が適用される
アメリカ合衆国	食品区分はなく、一律1200Bq/kg

（注）コーデックス委員会およびEUは、食品中の放射性セシウム等からの被ばくが年間1ミリシーベルトを超えないよう基準値を設定しています。一方、アメリカ合衆国は、年間5ミリシーベルトを超えないよう基準値を設定しています。

放射性物質による食品汚染の現状

⑴　福島第一原発事故の翌年以降は、食品中の放射性物質に関する基準値に基づき厳しく管理されており、汚染食品の市場流通は皆無といえるでしょう。なお、一部地域の山菜やキノコ、イノシシ等の野生の動植物は、現在も汚染が認められ、検査計画に基づく放射性物質検査、出荷制限等の品目・区域設定・解除の措置が実施されています。

⑵　現在、食品中の放射性セシウムからヒトが1年間に受ける放射線量は、食品から受ける追加の線量の上限（約1ミリシーベルト／年）や、食品中に自然に含まれる放射性カリウムからの線量（約0.2ミリシーベルト／年）と比較しても極めて小さいことが確認されています。

トピックス

食品中の放射性セシウムから人が1年に受ける放射線量

2012年9～10月の全国15地域での調査結果からは、0.0009～0.0057ミリシーベルト／年と推計されています。
また、福島県［中通り］では0.0038ミリシーベルト／年となり、過去2回の調査（2011年9月から11月の0.019ミリシーベルト／年、2012年3月の0.0066ミリシーベルト／年）と比べて、大きな減少が報告されています。

食品分野における放射線の利用状況

食品衛生法上、「食品を製造し、または加工する場合は、食品に放射線を照射してはならない。」とされています。しかし、食品の製造または加工において、その管理を行う場合（例：異物混入の検査、食品の厚みの確認等）には、食品の吸収線量0.10グレイ以下の放射線照射が認められています。
それ以外では、ばれいしょの発芽防止の目的でコバルト60のガンマ線照射が認められています。この場合の照射は、吸収線量が150グレイ以下の1回だけに制限されています。
一方、海外では食品の殺菌・殺虫等を目的として10キログレイ以下の放射線（エックス線、ガンマ線、電子線等）照射が行われており、一部の食品の輸入にあたっては放射線が照射されていないかどうかの検査が行われています。

Point

➡ BSE とは、異常プリオンタンパク質の蓄積により発症し、死に至る伝染性の牛の病気の一種です。

➡ 国内 BSE 対策、輸入牛肉対策が奏功して、国内の BSE リスクは無視できる状況が確保されています。

BSE とは

(1) BSE は、Bovine Spongiform Encephalopathy（牛海綿状脳症）の頭文字をとった略称で、牛の病気の一種です。BSE は異常プリオンタンパク質（BSE プリオン）が神経組織等に蓄積することにより発症し、脳の組織がスポンジ状になり、異常行動、運動失調などの中枢神経症状を呈し、死に至る伝染性の病気です。同様の病気としては羊やヤギのスクレイピーとともに、ヒトのクロイツフェルト・ヤコブ病（CJD）が知られており、これらは伝達性海綿状脳症（Transmissibe Spongiform Encephalopathy、略称 TSE）、またはプリオン病とも総称されています。

(2) BSE が大きな社会問題となったのは、CJD に類似したヒトのプリオン病である変異性クロイツフェルト・ヤコブ病（variant Creutzfeldt-Jakob Disease、略称 vCJD）と BSE との関連性が示唆されたためです。vCJD 患者が最初に報告されたのは 1996 年の英国においてですが、約 18 万 5,000 頭と最大の BSE 牛が発生した英国では、それ以来累計 177 人の患者が確認されています。なお、日本ではこれまでに 36 頭の BSE 牛が確認されており、vCJD 患者についても 1 人が確認されていますが、英国滞在時に感染したと考

えられています。

(3) 全世界では 28 か国で約 19 万頭の BSE 牛が発生していますが、このように BSE 感染が拡大したのは、BSE プリオンで汚染した肉骨粉を牛の飼料としていたことが原因と考えられています。

BSE 対策

(1) 2001 年 9 月、国内において初めて BSE の発生が確認されて以降、数々の対策が取られています。

　生産段階での対策としては、BSE プリオンの国内侵入阻止を目的とした肉骨粉等の輸入禁止、BSE 発生サイクル遮断を目的とした肉骨粉等の牛用飼料への利用禁止の措置が取られています。また、BSE まん延防止措置の的確な実施や個体識別情報の提供促進などを目的として、牛トレーサビリティ制度が運用されています。

(2) と畜場での対策としては、特定危険部位（Specified Risk Material、略称 SRM）の除去および BSE 検査が実施されています。SRM とは、BSE プリオンが蓄積することから法律で禁止されている牛の部位のことです。また、国内において BSE の発生が確認されて以降、と畜される牛はすべて BSE 検査が実施されていましたが、その後の BSE 対策の進展等に基づき見直しが順次実施され、2017 年 4 月からは、最後まで残っていた 48 か月齢超の健康牛の検査も廃止されました。ただし、すべての牛はと畜の前後および解体後の 3 段階で、食用として適正かどうか、と畜検査員（獣医師）による検査を受け、必要に応じて BSE 検査が行われています。

(3) 輸入牛肉の対策としては、輸入条件（30 か月齢以下と証明される牛由来であること、および SRM が除去されていること等）に適合しているかどうか、検疫所において BSE 検査が実施されています。なお、輸入禁止の措置が取られている BSE 発生国からの輸入の再開にあたっては、輸出国別に実施される食品安全委員会の科学的なリスク評価（食品健康影響評価）により「人への健康影響は無視できる」と評価されることが必要です。

BSE の現状

(1)　日本国内では BSE 対策が奏功し 2003 年以降に出生した牛から
は、BSE は確認されていません。2013 年 5 月の国際獣疫事務局
（OIE）総会では、「無視できる BSE リスクの国」に認定されてい
ます。
　　世界的にも、少数の「管理された BSE リスクの国」は残るものの、
多くの国は「無視できる BSE リスクの国」となっています。

(2)　近年、従来の BSE（定型 BSE）とは異なる BSE（非定型 BSE）が、
8 歳以上の高齢の牛に、まれに確認されています。非定型 BSE に
関しても、高齢の牛以外の牛におけるリスクは、あったとしても無
視できると評価されています。

8-3 鳥インフルエンザ

Point

➡鳥インフルエンザは、家畜伝染病予防法により管理されています。
➡国内において鳥インフルエンザウイルスに感染した例はありません。

鳥インフルエンザとは

(1) 鳥インフルエンザとは、A型インフルエンザウイルスによる鳥類の感染症の総称です。

(2) 家畜伝染病予防法では、病原性の高いものを「高病原性鳥インフルエンザ」、病原性は低いが高いものに変異の可能性があるものを「低病原性鳥インフルエンザ」、それ以外を単なる「鳥インフルエンザ」の3種類に分類しています。

(3) 高病原性鳥インフルエンザが発生した場合、発生した農場の家きんや卵は、殺処分などの防疫措置がとられ、市場に出回らないようにしています。さらに、発生した農場から半径10 km以内にある家きんを飼育する農場では出荷が制限されます。

家きんの肉や卵の安全性

国内において、家きんの肉や卵を食べて、鳥インフルエンザウイルスに感染した例はありません。

食品安全委員会は、以下の理由により、家きんの肉や卵を食べること

により、ヒトが鳥インフルエンザウイルスに感染する可能性はないとしています（図8-1）。

1　ウイルスがヒトの細胞に入り込むための受容体は鳥の受容体と異なること。

2　ウイルスは酸に弱く、胃酸で不活化されると考えられること。

　しかし、なお不安が残るようであれば、肉や卵を十分に加熱して食べれば問題ありません。微生物による食中毒の予防と同様に考えることができます。

図8-1　「鳥インフルエンザ」の安全性

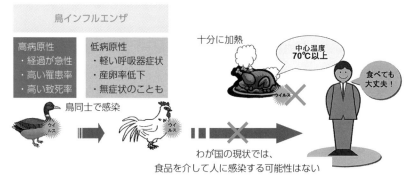

出典：食品安全委員会『ビジュアル版「食品の安全性に関する用語集（改訂版）」』、p.183.
　　　（ただし、家畜伝染病予防法の改正（平成23年4月）に合わせて一部修正）

トピックス

CSF（豚熱）について

最近、CSF（Classical Swine Fever：豚熱）の発生に伴う豚の殺処分等の報道に接することが多々ありますが、CSFは、CSFウイルスが豚やイノシシに感染することで起こる病気です。CSFは鳥インフルエンザ同様、家畜伝染病に指定されており、感染した肉や内臓などが市場に流通することはありません。また、鳥インフルエンザと同様の理由から人に感染することはありません。

第 9 章

食品添加物

　食品添加物は、保存料、甘味科、着色料、香料など、食品の製造過程または食品の加工・保存の目的で使用されるもので、食品安全委員会による評価を受けます。ヒトの健康を損なうおそれのない場合に限って、純度や成分についての規格や、使用できる量などの基準を定めたうえで、使用を認めています。

食品添加物とは

Point

➡使用できる食品添加物は、原則として厚生労働大臣が指定したものだけです。使用が認められている添加物を使用基準に従って使用している限りは安全ですが、もし使用基準に従わずに過量使用された場合には、健康危害を起こす可能性があります。

➡原則として、食品に使用した添加物は、すべて表示しなくてはなりません。表示は、物質名で記載し、保存料、甘味料等の用途で使用したものについては、その用途名も併記しなければなりません。表示基準に合致しないものの販売等は禁止されています。

1　食品添加物の分類

(1)　食品衛生法が1947年に制定され、食品添加物が、「食品の製造の過程においてまたは食品の加工もしくは保存の目的で、食品に添加、混和、浸潤その他の方法によって使用するものをいう」と定義されました（法第4条第2項）。制定当時は化学的合成品についてのみ規制されていましたが、その後、粉ミルクへのヒ素混入事件を契機として改正され、現在に至っています。

(2)　1996年5月23日の食品衛生法施行規則の改正により、わが国で認められている食品添加物は、指定添加物、既存添加物、天然香料、一般飲食物添加物の4種類に分類されました（表9-1）。

(3)　食品添加物は、合成、天然の区別なく同等として位置づけられています。

(4)　「指定添加物」と「指定添加物以外の添加物」の2種類に大別され、「指定添加物以外の添加物」は、「既存添加物」「天然香料」「一般飲食物添加物」の3種類に分類されます。

表 9-1 食品添加物の分類と品目例（指定添加物の品目数は 2021 年 1 月 15 日現在）

分　　類	品　　　　　目	品目数
指定添加物	赤色 3 号、アセトアルデヒド、安息香酸、クエン酸、酢酸エチル、ソルビン酸、リン酸三カリウムなど	472*
既存添加物	アガラーゼ、ウコン色素、カンゾウ抽出物、金、香辛料抽出物など	357
天然香料	イチゴ、オレンジ、ハチミツ、ブドウなど	612
一般飲食物添加物	アカキャベツ色素、麦芽抽出物、トマトジュースなど	約100

＊指定添加物のうち香料については、「エステル類」のように類指定されているものがあるが、それら類指定された個々の添加物を含めると、品目数は香料だけで約3,000ある。

【指定添加物】

指定添加物は、食品衛生法第 12 条に基づき厚生労働大臣により指定されている食品添加物で「食品衛生法施行規則別表第 1」に示されています。

従来は化学的合成品だけを対象としていましたが、現在は化学的合成品および天然物質の区別はなく指定されています。

指定添加物は 2021 年 1 月 15 日現在で、472 品目となっています。

【既存添加物】

既存添加物は、従来は天然添加物として分類され、使用基準や成分規格等の規制はされていませんでしたが、1996 年に長年使用されていた実績があるものとして厚生労働大臣が認めたものを「既存添加物名簿」として区別し、引き続き使用することを認めました。

「既存添加物名簿」には 357 品目が収載され、「既存添加物名簿収載品目リスト」には名称、基原・製法・本質、用途などが記載されています。

安全に問題のあるもの、使用実態のないものについては、名簿から消除されることがあり、当初は 489 品目でしたが、2020 年 2 月 26 日現在で、357 品目が収載されています。

「既存添加物名簿収載品目リスト」に収載されていないものや基原・製法・本質などが異なるものは使用ができません。

【天然香料】

　イチゴ、オレンジ、ハチミツ、ブドウなどの動植物から得られる着香を目的とした添加物で、一般に使用量が微量であり、長年の食経験で健康被害がないとして使用が認められているものです。

　天然香料を表示する際の名称の例示として「天然香料基原物質リスト」が示されており、612品目の基原物質が収載されています。

【一般飲食物添加物】

　一般飲食物添加物は、食品衛生法第12条で、「添加物（天然香料および一般に食品として飲食に供されているもので添加物として使用されるもの）並びにこれを含む製剤および食品」と示されています。

　原則的には食品であり、添加物的に使用される場合に限り、添加物として分類され、表示が必要となります。

　「一般に食品として飲食に供されている物であって添加物として使用される品目リスト」に品名（名称・別名）、基原・製法・本質、用途などが記載されています。

2　食品添加物の種類と用途

　食品添加物は、その使用目的に応じて種類と用途が分類されています。主要な目的や添加物を表 9-2 にまとめました。

表 9-2　食品添加物の用途と食品添加物

使用目的	添加物の分類	主な食品添加物
食品腐敗などの防止	酸化防止剤	ジブチルヒドロキシトルエン（BHT）、エリソルビン酸ナトリウム、トコフェロールなど
	保存料	安息香酸ナトリウム、ソルビン酸カリウムなど
	防かび剤	オルトフェニルフェノール（OPP）、ジフェニルなど
食品の魅力の増加	光沢剤	カルナウバロウ、シェラック、ミツロウなど
	香料	アセト酢酸エチル、エステル類、*l*－メントールなど
	着色料	食用赤色2号、食用黄色4号、ウコン色素、クチナシ色素、トマト色素など

	発色剤	亜硝酸ナトリウム、硝酸カリウム、硝酸ナトリウムなど
	漂白剤	二酸化イオウ、亜硫酸ナトリウム、亜硫酸水素ナトリウムなど
食品の味の向上	甘味料	アスパルテーム、サッカリンナトリウム、スクラロース、ステビア抽出物など
	苦味料	カフェイン、ニガヨモギ抽出物など
	酸味料	クエン酸、酒石酸、乳酸など
	調味料	L－グルタミン酸ナトリウム、5'－イノシン酸二ナトリウムなど
栄養価の維持および向上（強化）	ビタミン類	アスコルビン酸、トコフェロールなど
	ミネラル類	亜鉛塩類、塩化カルシウムなど
食品の製造加工に必要	イーストフード	塩化アンモニウム、炭酸カルシウムなど
	ガムベース	エステルガム、酢酸ビニル樹脂、ショ糖脂肪酸エステルなど
	かんすい	炭酸ナトリウム、炭酸カリウム（無水）など
	酵素	アガラーゼ、カタラーゼなど
	増粘剤	アルギン酸ナトリウム、アラビアガム、キサンタンガムなど
	チューインガム軟化剤	グリセリン、プロピレングリコールなど
	豆腐用凝固剤	塩化マグネシウム、塩化カルシウムなど
	乳化剤	グリセリン脂肪酸エステル、植物レシチンなど
	水素イオン濃度調整剤	クエン酸、酒石酸、炭酸水素ナトリウム、乳酸など
	膨脹剤	炭酸アンモニウム、炭酸水素ナトリウム、焼きミョウバンなど
	その他	イオン交換樹脂、活性炭、シリコーン樹脂など

食品添加物の規制

Point

➡わが国で使用されている多くの食品添加物は食品衛生法で成分規格や使用基準が定められ、管理されています。

➡日本で使用できる多くの食品添加物には成分規格が定められており、その成分規格に合致しない食品添加物は販売できません。

➡使用基準には使用量または残存量といった量的制限と使用できる食品が定められている対象食品制限の2種類があります。

　明治政府は、たびたび発生していた食中毒の原因とみられていた緑青や水銀、カドミウムなどを含む着色料の使用を規制するため、1878年に、「アニリンその他鉱物製絵具染料に対する取締規則」を定め、食品添加物の規制が開始されました。

　1947年に制定された食品衛生法では、化学的合成品については厚生大臣が指定した物質のみを食品添加物として使用できることにしました。

　1955年に、粉ミルクへのヒ素混入による食中毒事件が発生し、それを契機とし、1957年に食品衛生法の大改正が行われました。そのなかで、食品添加物の定義、化学的合成品の定義が定められ、同時に、食品添加物の成分規格や使用基準を収載した「食品添加物公定書」の作成が規定されました。

用語▶│緑青
　　　　銅が酸化されることで表面に生じる青緑色のさび。

1　食品添加物の成分規格

　(1)　日本で使用できる多くの食品添加物には成分規格が定められており、その成分規格に合致しない食品添加物は販売できません。

　(2)　成分規格に合致しない（違反する）食品添加物を販売すると食品

衛生法第13条に基づき処分されます。

(3) 成分規格の主な項目には、含量、性状、確認試験、純度試験、乾燥減量、強熱残分、定量法などがあります。

2　食品添加物の使用基準

わが国で認められている食品添加物には多くの場合、使用基準が定められています（表9-3）。使用基準には、使用量または残存量といった量的制限と使用できる食品が定められている対象食品制限の2種類があります。

表9-3　食品添加物の使用基準（例）

品　名	使用基準	対象食品
安息香酸ナトリウム	安息香酸として2.5g/kg	キャビア
	安息香酸として1.0g/kg	マーガリン
	安息香酸として0.60g/kg	清涼飲料水、シロップ、しょう油
	安息香酸として1.0g/kg	菓子の製造に用いる果実ペースト、菓子の製造に用いる果汁（濃縮果汁を含む）
食用赤色3号	なし	カステラ、きなこ、魚肉漬物、鯨肉漬物、こんぶ類、しょう油、食肉、食肉漬物、スポンジケーキ、鮮魚介類（鯨肉を含む）、茶、のり類、マーマレード、豆類、みそ、めん類（ワンタンを含む）、野菜およびわかめ類には使用してはならない
亜塩素酸ナトリウム	最終食品の完成前に分解除去	かんきつ類果皮（菓子製造に用いるものに限る）、さくらんぼ、ふき、ぶどう、もも
	亜塩素酸ナトリウムとして浸漬液1kgにつき0.50g 最終食品の完成前に分解除去	かずのこ加工品（干しかずのこおよび冷凍かずのこを除く）、生食用野菜類、卵類（卵殻の部分に限る）

	亜塩素酸ナトリウムとして浸漬液または噴霧液1kgにつき0.50〜1.20g（pH2.3〜2.9の浸漬液または噴霧液を30秒以内で使用）最終食品の完成前に分解除去	食肉、食肉製品
アミルアルコール	着香の目的に限る	なし
塩化カルシウム	食品の製造加工に必要不可欠な場合および栄養の目的で使用する場合であって、カルシウムとして1.0%	一般食品（特別用途表示の食品を除く）
クエン酸	なし	なし

3 医薬品医療機器等法と食品添加物

(1) 医薬品を規制している法律に「医薬品、医療機器等の品質、有効性及び安全性の確保等に関する法律」（医薬品医療機器等法）があります。医薬品医療機器等法で規制されている物質は、原則、医薬品以外に使用することができず、食品等に使用されていた場合には、医薬品医療機器等法違反となり処罰される場合があります。

(2) 例外規定として、医薬品的効果効能をうたわない場合についてのみ、食品に使用することができます。

9-3 食品添加物の指定と安全性

1 食品添加物の指定

(1) 食品添加物の指定は、食品衛生法第 12 条で定められており、原則ポジティブリスト制度となっています。

(2) 新しく食品添加物を指定するための基本的な考え方は、「食品添加物の指定及び使用基準改正に関する指針」(平成 8 年 3 月 22 日衛化第 29 号) で次のような要件が定められています。

- ・人の健康を損なうおそれがなく、かつ、その使用が消費者の利点を与えるもの
- ・食品添加物の指定および使用基準改正の際には安全性および有効性について科学的に評価されること
- ・安全性については、その食品添加物の安全性が要請された使用方法において実証または確認されること
- ・有効性については、食品添加物の使用が、食品の栄養価を保持する、特定の食事を必要とする消費者のための食品の製造に必要な原料または成分を供給するなどの要件に該当することが実証または確認されること

2 食品添加物の安全性

(1) 食品添加物の安全性評価は、Codex(コーデックス)の基準を参考にするとともに、わが国の食品の摂取状況等を考慮し、公衆衛生の観点から科学的評価に基づき、食品安全委員会において評価されます。

(2) 医薬品の場合には中毒を発生しない範囲内で人に対し作用する量を用いることになりますが、食品添加物の場合には、無毒性量(NOAEL)を求め、それに一日摂取許容量(ADI)を設定します。

(3) ADI を超えない範囲で基準値が設定されます。その量は人に対し無作用の量ということになり、人に対して影響はないと考えますが、添加物の安全性についての現状は(4)～(6)のとおりです。なお、曝露量と生体影響の関係は図 9-1 のとおりです。

(4) 指定添加物の安全性は、指定する際に安全性に関する試験が実施され、それに基づき審査を行い、安全性を確認します。

(5)　既存添加物の安全性は、既存添加物名簿に収載された既存添加物357品目について、国際的な評価結果および欧米の許認可状況調査を行うとともに、国内外の試験成績を収集し、その試験成績の評価分析を行うことにより、天然添加物の基本的な安全性を検討しています。

(6)　従来、香料はあまり規制の対象となっておらず、どちらかといえば自由に使用できる状況にありました。香料の指定はほとんどのものは類指定となっており、エステル類、エーテル類、脂肪酸類、脂肪族高級アルコール類など、18品目類に分類されています。この分類のどれかに該当すれば使用できていましたが、「類別香料リスト」に収載されていないものは、原則禁止とされ、現在、約3,000品目が収載されています。このリストに収載されていないものについては、その品目ごとに、18品目類に該当するかどうかを厚生労働省や保健所に確認する必要があります。

図 9-1　曝露量と生体影響の関係

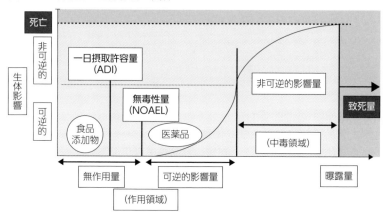

9-4 食品添加物の表示

　食品表示の基準については、食品表示法第4条に定められており、食品添加物を使用した場合には、原則、使用したすべての物質名を記載することになっています。

　しかし、場合によっては他の名称で記載したり、省略できることもあります。

1 物質名表示

(1) 食品表示法第4条第1項に基づく食品表示基準において、使用された食品添加物は原則すべて物質名で表示するよう規定されています。

(2) 食品添加物の名称は、該当する分類により次表に従って記載します。

指定添加物	規則別表第1の名称（別名を含む）
既存添加物	既存添加物名簿収載品目リストの名称（別名を含む）
天然香料	天然香料基原物質リスト収載品目の基原物質名（別名を含む）
一般飲食物添加物	一般飲食物添加物リスト収載品目の名称（別名を含む）

2 簡略名表示

　食品添加物は原則的には物質名表示をしなければいけませんが、化学物質名ではわかりにくいことがあることから、わかりやすい簡略名や類別名でも表示ができます（表9-4）。

表 9-4　簡略名例

名　称	簡　略　名
L－アスコルビン酸ナトリウム	アスコルビン酸 Na、ビタミン C、V.C
塩化カリウム	塩化 K
ジフェニル	DP
食用赤色 2 号	赤色 2 号、赤 2
炭酸水素ナトリウム	炭酸水素 Na、重炭酸 Na、重曹
硫酸アルミニウムカリウム	カリミョウバン、ミョウバン

3　用途名併記

　8 種類の用途に使用される食品添加物は物質名とその用途名を併記しなければなりません（表 9-5）。

表 9-5　用途名表示例

用途名	表示例
甘味料	甘味料（サッカリンナトリウム）
着色料	着色料（食用赤色 3 号）、着色料（青 1）
保存料	保存料（ソルビン酸カリウム）、保存料（安息香酸 Na）
増粘剤、安定剤、ゲル化剤または糊料 ※	増粘剤（キサンタン）、安定剤（CMC）
酸化防止剤	酸化防止剤（エリソルビン酸 Na）
発色剤	発色剤（亜硝酸 Na）
漂白剤	漂白剤（二酸化イオウ）
防かび（ばい）剤	防かび剤（OPP）

※ 増粘剤、安定剤、ゲル化剤または糊料のいずれかを表示

4 一括名表示

同じ目的の食品添加物が複数使用されているときは、用途別に分類し一括名で表示することができます。一括名で表示できる14種類の食品添加物群の添加物に認められています（表9-6）。

表9-6 一括名で表示できる食品添加物

一括名	使用目的	添加物
イーストフード	イーストの栄養源	塩化アンモニウム、塩化マグネシウムなど
ガムベース	チューインガム用基材	エステルガム、酢酸ビニル樹脂など
かんすい	中華麺の製造用のアルカリ剤	炭酸カリウム（無水）、炭酸ナトリウムなど
苦味料	苦味の付与または増強	ニガヨモギ抽出物など
酵素	炭水化物やタンパク質の分解	リゾチーム、プロテアーゼなど
光沢剤	食品の保護や表面の光沢	シェラック、カルナウバロウなど
香料	香気の付与または増強	l－メントール、アミルアルコールなど
酸味料	酸味の付与または増強	クエン酸、コハク酸など
チューインガム軟化剤	チューインガムを柔軟に保つ	グリセリン、プロピレングリコールなど
調味料	味の付与または味質の調整	L－グルタミン酸、5'－イノシン酸二ナトリウムなど
豆腐用凝固剤	豆乳を豆腐様に凝固させる	塩化カルシウム、塩化マグネシウムなど
乳化剤	食品の乳化、分散、消泡など	グリセリン脂肪酸エステルなど
水素イオン濃度調整剤	適切なpH領域の保持	クエン酸、L－酒石酸など
膨脹剤	パン、菓子の生地の膨脹	塩化アンモニウム、炭酸水素ナトリウムなど

5　表示の免除

　使用した食品添加物は原則としてすべて表示することになっていますが、最終食品に残存しない場合や残存しても量が少なく効果が発揮できない場合には、表示が免除されることがあります（表9-7）。

表9-7　表示免除の例

表示の免除	免除される理由	食品添加物例
加工助剤	食品の加工工程で使用されるが、除去されたり、中和されたり、最終食品中にはほとんど残らないため。	活性炭、アセトン、水酸化ナトリウムなど
キャリーオーバー	原材料中に使用され、最終食品にも含まれるが、使用した食品には微量で効果がでないため。	せんべいに使用されるしょう油に使用された保存料など
栄養強化剤	ビタミン類やミネラル類等の栄養強化目的の食品添加物は、天然の食品の常在成分であり、FAO/WHOでも「食品添加物には、汚染物質又は栄養に関する維持、改善のため食品に添加される物質は含まれない」としているため。 ただし、栄養強化以外の目的の場合には表示が必要。 ※ 調整粉乳等、一部の食品は除外	ビタミンC、亜鉛塩類、L－アスパラギン酸ナトリウムなど

9-5 輸入食品と添加物

　わが国は食品衛生法第 26 条に基づき厚生労働省検疫所で輸入食品の
チェックを行っています。食品衛生法は各国さまざまで、使用できる食
品添加物も同じではありません。1 年間に約 1,000 件の違反があります
が、代表的な食品添加物に関する違反事例を表 9-8 に、重要な検査項目
を表 9-9 に示します。

表 9-8　輸入食品の違反事例

品名	輸出国	内容
キャンディ	フランス	指定外添加物（アゾルビン、キノリンイエローの使用）
リキュール	イタリア	指定外添加物（パテントブルーの使用）
スナック菓子類	イスラエル	指定外添加物（TBHQ 3 μg/g 検出）
ローヤルゼリー加工品	タイ	指定外添加物（パラオキシ安息香酸メチル0.008g/kg 検出）
キャビア	フランス	指定外添加物（ホウ酸1,800μg/g 検出）
健康食品	中国	指定外添加物（サイクラミン酸 6 μg/g 検出）
健康食品	韓国	指定外添加物（ヨウ化カリウム使用）
シロップ漬けあんず	中国	使用基準不適合（二酸化硫黄0.986g/kg 検出）
福神漬け	中国	使用基準不適合（サッカリンナトリウム0.87g/kg 検出）
果汁入り飲料	アメリカ	使用基準不適合（対象外使用（ソルビン酸0.06g/kg 検出））
魚醤	フィリピン	使用基準不適合（対象外使用（安息香酸0.54g/kg 検出））

かんきつ類	オーストラリア	使用基準不適合（イマザリル0.0051g/kg 検出）
乾燥ココナッツ	フィリピン	使用基準不適合（対象外使用（BHT0.008% 使用））

表 9-9　輸入食品の重要検査項目事例

品目名	用途	対象国	対象品目
アゾルビン(赤)	着色料	全世界	すべての食品（特に菓子、酒類）
パテントブルー(青)	着色料	全世界	すべての食品（特に菓子、酒類）
キノリンイエロー（黄）	着色料	全世界	すべての食品（特に菓子、酒類）
オレンジⅡ	着色料	中国	加工食品
スーダン（赤）	着色料	中国	加工食品
TBHQ	酸化防止剤	全世界	加工食品
ポリソルベート	乳化剤	全世界	マヨネーズ、アイスクリーム、粉末スープ類
パラオキシ安息香酸メチル	保存料	全世界	カプセル
ソルビン酸カルシウム	保存料	イタリア	チーズ
サイクラミン酸	甘味料	中国、台湾、香港	加工食品
ビタミン類、ミネラル類	強化剤	欧米	健康食品
ヨウ素化塩	強化剤	欧州	加工食品（食肉製品、缶詰、瓶詰）
メラミン	―	中国	乳製品、加工食品、食品添加物など

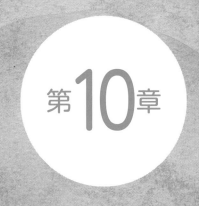

第10章

農薬

　原則としてすべての農薬等（農薬、飼料添加物および動物用医薬品）について食品中の残留基準が設けられ、基準値を超える食品の販売等は禁止されています（ポジティブリスト制度）。残留基準は、ADI（一日摂取許容量）および ARfD（急性参照用量）を超えないように設定されています。

10-1 農薬の種類

Point

➡農薬の製造、輸入、販売、使用は農薬取締法によって規制されています。

➡農薬は化学農薬（殺虫剤、殺菌剤、除草剤など）と生物農薬（天敵および微生物剤）に大別されます。

農薬の分類

(1) 農薬は欧米では1930年代から、日本では戦後から使用されてきました。農業の生産性向上に果たしてきた役割は大きく、近代農業にとって不可欠となっています。

(2) 一方、農作物に残留する農薬はヒトの健康に悪影響を及ぼします。また、農薬による土壌汚染や河川汚染は単に環境汚染の問題だけでなく、食物連鎖を経て最終的にはヒトに摂取される可能性があります。そこで農薬は、「農薬取締法」に基づいてその製造、輸入、販売、使用のすべての過程で厳しく規制されています。その中心となっているのが登録制度で、原則として国（農林水産省）に登録された農薬だけが製造、輸入、販売、使用できるというしくみです。

(3) 安全性が明らかなものにまで農薬登録を義務づける過剰規制とならないように、特定農薬指定制度が設けられています。現在、エチレン、次亜塩素酸水、重曹、食酢および使用される場所の周辺で採取された（地場で生息する）天敵（ナナホシテントウ、寄生バチなど）の5種類が特定農薬（通称：特定防除資材）に指定されています。

(4) 農薬は、殺虫剤、殺菌剤、除草剤などの化学農薬と、天敵および微生物剤の生物農薬に大別されます（表10-1）。

(5) 展着剤はほかの農薬と混合して用いる補助剤（溶剤や乳化剤など）で、それ自身は殺虫効果や除草効果などを示しませんが、農薬の扱いをされています。また、誘引剤は昆虫の性フェロモンを製剤化したものです。誘引剤そのものには殺虫効果はありませんが、農場施設に多数設置して害虫の行動を撹乱し、交尾や産卵などを妨害することで効果を発揮しています。

用語▶ 性フェロモン
同種の動物の異性間で作用を及ぼす化学物質のことで、雄が分泌して雌を引きつける場合と雌が分泌して雄を引きつける場合の両方があります。

表 10-1 農薬の用途別分類

	用途名	用途の内容
化学農薬	殺虫剤	農作物に有害な昆虫類を防除する
	殺ダニ剤	農作物に有害なダニ類を防除する
	殺線虫剤	農作物に有害な線虫類を防除する
	殺菌剤	農作物に有害な病原菌を防除する
	殺虫殺菌剤	殺虫成分と殺菌成分を混合し、農作物に有害な昆虫類と病原菌を同時に防除する
	除草剤	雑草類を防除する
	殺そ剤	農作物に有害なネズミ類を防除する
	植物成長調整剤	農作物の生理機能を増進または抑制する
	展着剤	薬剤が害虫の体や作物の表面に付着しやすくする
	誘引剤*	農作物に有害な昆虫類を一定の場所に引き寄せる
	燻蒸剤	収穫後の農作物の保管のために害虫を防除する
生物農薬	天敵	農作物に有害な昆虫類などを防除する
	微生物剤	農作物に有害な昆虫類などを防除する

＊誘引剤は生物由来の物質であり、生物農薬に分類する場合もある。

化学農薬

(1)　表 10-2 に主要な化学農薬を示します。ヒトへの健康被害の点で過去に大きな話題になったのは、DDT、BHC、ドリン系農薬（アルドリン、ディルドリン、エンドリン）などの有機塩素系農薬です。これらの農薬はいずれも脂溶性の化合物で、環境中で分解されにくいだけでなく、生体に取り込まれると脂肪組織に蓄積しやすい傾向があります。そのため 1970 年代に、わが国や欧米諸国では使用中止になりましたが、環境汚染問題は今日でも続いています。

(2)　殺菌剤として広く使用されていた酢酸フェニル水銀などの有機水銀系農薬も、水俣病の原因が有機水銀（メチル水銀）であったことを受け、1973 年に使用禁止になっています。

(3)　収穫後の農作物の貯蔵や輸送の際に用いられる農薬（燻蒸剤、防かび剤、防虫剤など）は、ポストハーベスト農薬と呼ばれています。収穫後に散布するので高濃度に残留しやすい傾向があり、日本では燻蒸剤以外のポストハーベスト農薬の使用は禁止されています。

(4)　ただし日本では、ポストハーベスト農薬に類似したものとして、防かび剤（オルトフェニルフェノール、ジフェニルなど）と防虫剤（ピ

表 10-2　主要な化学農薬

用途名	主な農薬
殺虫剤	有機塩素系（DDT＊、BHC＊、アルドリン＊、ディルドリン＊、エンドリン＊） 有機リン系（パラチオン、フェニトロチオン、マラチオン） ピレスロイド系（シペルメトリン、ピレトリン、フェンバレレート、ペルメトリン） カルバメート系（オキサミル、カルバリル、メソミル）
殺菌剤	クロロタロニル（TPN）、水銀剤＊、石灰硫黄合剤、ペンタクロロフェノール＊、ボルドー液（硫酸銅＋生石灰）
除草剤	グリホサート、ジクワット、パラコート、ペンタクロロフェノール＊
殺そ剤	黄燐、モノフルオロ酢酸塩、硫酸タリウム、リン化亜鉛

＊は使用禁止になっている農薬

ペロニルブトキシド）が、収穫後のかんきつ類やバナナに対して食品添加物としての使用が認められています。農薬と違って食品添加物ですので、食品への表示が義務づけられています。

生物農薬

(1)　生物農薬のうち天敵とは、農作物に有害な昆虫類などを捕食、寄生などにより殺す生物で、農薬の有効成分として生きた状態で製品化したものです。利用される生物は、天敵昆虫（テントウムシやハナカメムシなどの捕食性昆虫、オンシツツヤコバチなどの寄生性昆虫）と天敵線虫（昆虫寄生性線虫）です。

(2)　もう一つの生物農薬は微生物剤（細菌、ウイルスなど）で、農作物に有害な昆虫や病原菌の防除などに使われています。

(3)　生物農薬も生態系の一部に影響を与えるという心配がありますが、ヒトの健康影響や環境汚染という点においては化学農薬よりはるかに優れています。ただし、生物農薬は高価である、長期保存が難しい、効果は環境条件に左右されやすい、効果を示す範囲は限られるなどの欠点もあります。そのため、農薬としては化学農薬の使用量が圧倒的に多いのが現状です。

飼料添加物と動物用医薬品

Point

➡飼料添加物は、動物飼料の品質低下防止や飼料効率の改善などを目的として飼料に添加、混和などによって用いられるものです。

➡動物用医薬品は、動物の病気の診断、治療または予防を目的とした医薬品です。

飼料添加物

(1) 飼料添加物は「飼料の安全性の確保及び品質の改善に関する法律（飼料安全法)」によって規制されています。この法律のなかで、飼料添加物とは「飼料の品質の低下防止、飼料の栄養成分その他の有効成分の補給または飼料が含有している栄養成分の有効な利用の促進を目的として飼料に添加、混和、浸潤その他の方法によって用いられるもの」と定義されています。

(2) 飼料添加物は、農業資材審議会の意見を聴いて農林水産大臣が指定しています。2020年5月29日現在、156種（飼料の品質低下防止のための抗酸化剤、防かび剤、乳化剤など17種、飼料の栄養成分などの補給のためのアミノ酸、ビタミン、ミネラルなど94種、飼料中の栄養成分の有効利用促進のための合成抗菌剤、抗生物質、酵素など45種）が指定されています。

(3) 「飼料安全法」で対象となっている動物は、家畜（牛、豚など)、家きん（鶏、うずら)、養殖水産動物などの産業動物で、伴侶動物（犬、猫などのペット類）は対象外です。

(4) 飼料添加物については、食品中の残留基準が設定されています（「10-3　農薬等の残留基準の決め方」および「10-4　農薬等のポジ

ティブリスト制度」を参照)。

動物用医薬品

(1) 動物用医薬品は「専ら動物のために使用されることが目的とされている医薬品」と定義されています(動物用医薬品等取締規則)。動物の病気の診断、治療または予防を目的とした医薬品で、ヒト用の医薬品と同様に、「医薬品、医療機器等の品質、有効性及び安全性の確保等に関する法律(医薬品医療機器等法)」によって規制されています。

(2) 動物用医薬品の承認は、薬事・食品衛生審議会の意見を聴いて農林水産大臣が行っています。現在、約3,000種が承認されており、感染症の治療や予防のための抗菌性物質(合成抗菌剤、抗生物質)およびワクチン、寄生虫(回虫や吸虫などの内部寄生虫およびダニやシラミなどの外部寄生虫)による疾病の治療や予防のための寄生虫駆除剤、成長促進のためのホルモン剤などがあります。

(3) 飼料添加物と異なり、動物用医薬品は産業動物だけでなくペット類も対象にしています。

(4) 動物用医薬品は、原則として診察した獣医師(水産用ワクチンの場合は水産試験場の技術者)が処方します(一部はドラッグストアでの購入も可能です)。

(5) 飼料添加物と同様に、動物用医薬品についても食品中の残留基準が設定されています(「10-3 農薬等の残留基準の決め方」および「10-4 農薬等のポジティブリスト制度」を参照)。

10-3 農薬等の残留基準の決め方

Point

➡食品中に残留する農薬等（農薬、飼料添加物および動物用医薬品）については食品衛生法に基づいて残留基準が設定され、これを超える食品は販売等が禁止されています。

➡残留基準は、これまでは ADI（一日摂取許容量）を超えないように設定されていましたが、2014 年度からは ARfD（急性参照用量）を超えないことも追加されました。

用語▶ ARfD（急性参照用量）
Acute Reference Dose の下線部をつないだ言葉です。ヒトがある物質を 24 時間またはそれより短い時間経口摂取した場合に健康に悪影響を示さないと推定される一日当たりの摂取量のことです。

1 残留農薬等とは

(1) 農作物に散布された農薬は、目的の作用を発揮した後にただちに消失するわけではありません。そのため農薬を使用した農作物をヒトが食べると、農薬も同時に取り込む可能性があります。また、農薬が付着している農作物を家畜の飼料として利用すると、肉やミルクを通してヒトが農薬を取り込むことも考えられます。さらに、農作物から洗い流された農薬は土壌や河川に入り、飲料水や魚介類を通してヒトが取り込むことも考えられます。

(2) 飼料添加物および動物用医薬品も、使用した家畜や魚などに残留する可能性があり、ヒトが食品として体内に取り込む可能性があります。

(3) このように農薬等を使用した結果、食品（農作物、畜産物、水産物）に残った農薬等を残留農薬等といいます。残留農薬等がヒトの健康に悪影響を及ぼすことがないように、食品衛生法によって、各種食品に残留が許される農薬等の量を定めたのが残留基準です。残

留基準の決め方は、次のとおりです。

2 残留基準の決め方

(1) 農薬（以下、農薬等ではなく農薬と記載しますが、「農薬、飼料添加物および動物用医薬品」を意味しています）の残留基準は、従来は長期暴露評価に基づく ADI を超えないように定めてきました。しかし、高濃度の農薬が残留する特定の食品を大量に摂取することもあり、そのような場合の健康影響評価には ADI は適切ではありません。そこで 2014 年度から、短期暴露評価に基づく ARfD という指標も導入し、農薬の残留基準は ADI と ARfD のいずれも超えないように設定することになりました。なお、既存の登録農薬については、順次 ARfD を決め、設定されている残留基準の見直しを進めていきます。

(2) ADI を指標にした決め方

① 当該農薬の長期毒性試験結果から NOAEL（無毒性量）を決め、NOAEL に基づいて ADI を求めます。

② ADI を求めた後に、当該農薬の残留基準値は次式をみたすように定められています。

$$0.8 \times ADI \geq \Sigma Fn \cdot Sn$$

ここで Fn は食品 n の平均一日摂取量（体重 1 kg 当たり）、Sn は食品 n における当該農薬の残留基準値です。

③ 上式の左辺（0.8 × ADI）は ADI の 80％に相当します。一方、上式の右辺（Σ Fn・Sn）は、基準値まで残留していると仮定した場合の当該農薬のすべての食品からの平均一日摂取量（体重 1 kg 当たり）になります。すなわち、すべての食品について基準値まで農薬が残留していたとしても、一日当たりに摂取する農薬の総量は ADI の 80％を超えないようになっています。ADI を超えないではなく、ADI の 80％を超えないとしているのは、食品を除く水や環境からの農薬摂取を最大 20％と仮定しているためです。

(3) ARfD を指標にした決め方

① 当該農薬の短期毒性試験結果から NOAEL を決め、NOAEL に基づいて ARfD を求めます。

② 当該農薬の残留基準値は、個別の食品ごとに次式をみたすように定められています。

$$\text{ARfD} \geqq \text{Fnmax} \times \text{Sn}$$

　ここで Fnmax は食品 n の最大一日摂取量（体重 1 kg 当たり）、Sn は食品 n における当該農薬の残留基準値です。

③　右辺（Fnmax × Sn）は、基準値まで残留していると仮定した場合の当該農薬の食品 n からの最大一日摂取量（体重 1 kg 当たり）になります。すなわち、いずれの食品においても、基準値まで農薬が残留していたとしても最大一日摂取量が ARfD を超えないようになっています。通常は、ADI を指標にして決めた残留基準値が上式をみたすことが確認できれば、そのまま採用します。もし、いずれかの食品で最大一日摂取量が ARfD を超えれば、基準値の設定を再検討することになります。

10-4 農薬等のポジティブリスト制度

Point

➡ 農薬等（農薬、動物用医薬品および飼料添加物）に対してはポジティブリスト制度が取り入れられ、ほとんどの農薬等に対して残留基準、暫定的な基準あるいは一律基準が設けられています。

➡ ヒトの健康を損なうおそれのないことが明らかな一部農薬等は、規制の対象外になっています。

1 農薬等のポジティブリスト制度導入の背景

農薬等のポジティブリスト制度は、2006年5月29日から施行されています。それ以前は、283種の農薬等に残留基準が設定されており、残留基準のないものについては残留していても基本的に販売禁止等の規制はありませんでした。すなわち、農薬等の使用は原則的に自由で、283種の農薬等だけに規制をかけるというネガティブリスト制度をとっていました。しかし、2000年頃から、輸入農産物の激増とともに規制対象外の農薬等が使用されている例が多くなってきました。こうした背景のもとに、輸入農産物から国民の健康を守るため、残留基準が設定された農薬等（＝使用してもよい農薬等）だけをリスト化するポジティブリスト制度が導入されました。

2 農薬等のポジティブリスト制度の内容

(1) 農薬等のポジティブリスト制度の概要を図10-1に示します。制度導入以前に残留基準が定められていた283種類の農薬等については基準値がそのまま継承されました。残留基準が定められていなかった農薬等は、そのうち約500種類について、国際基準や欧米の基準を踏まえた暫定的な基準が設定され、残りの大部分についてはヒトの健康を損なうおそれがない量として厚生労働大臣が告示した一律基準（0.01ppm）が適用されました。

(2)　一部農薬等は規制の対象外となっています。すなわち、ヒトの健康を損なうおそれのないことが明らかであると厚生労働大臣が指定する農薬等（殺虫剤として使用されているオレイン酸やレシチン、殺菌剤として使用されている重曹など74種類）については、食品中に残留していても基本的に流通の規制はありません。

(3)　その他、発がん性などの理由によりADIを設定できない20種類については「不検出」とされています。また、抗生物質および合成抗菌剤で残留基準が設定されていないものは、食品一般の成分規格である「抗生物質または化学的合成品たる抗菌性物質を含有してはならない」が適用されます。

図10-1　農薬等のポジティブリスト制度の概要

2020年12月25日現在

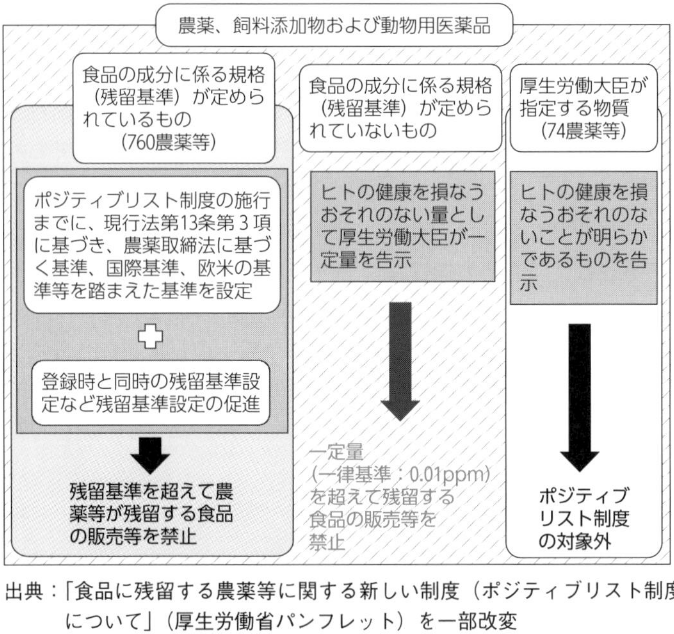

出典：「食品に残留する農薬等に関する新しい制度（ポジティブリスト制度）について」（厚生労働省パンフレット）を一部改変

第11章

バイオテクノロ
ジー応用食品

　バイオテクノロジー応用食品とは、遺伝子組換え技術およびゲノム編集技術という新しい技術を用いた人為的な品種改良を通して作られた食品および食品添加物です。
　バイオテクノロジー応用食品は、届出あるいは安全性審査を経て流通開始となります。

遺伝子組換え食品とは

Point

→遺伝子組換え食品は、他の生物由来の遺伝子を人為的に組み込んだ作物等から作られた食品です。

→現在、数多くの遺伝子組換え食品および添加物が流通しています。

→遺伝子組換え食品は、食品としての安全性のみならず、生物多様性の観点からも安全性が確保されています。

→遺伝子組換え食品は、食品表示基準に従った表示が義務付けられています。

(1) 遺伝子組換え食品（Genetically Modified Foods、略称 GM 食品）とは、遺伝子組換え技術によって新たに確立された品種（生物）を食品としたものです。遺伝子組換え技術（組換え DNA 技術）は、酵素等を用いて、ある生物の目的とする遺伝子（DNA）を、人為的に他の生物の染色体などに組み込む技術です。

(2) 例えば、味のよい品種に病気に強い遺伝子を組み込むことで、味がよく病気にも強い品種ができ、消費者や生産者の求める性質の品種を効率よく得ることができます。従来の品種改良が異なる性質をもった品種の交配を繰り返すことにより、目的とする性質をもった新たな品種を長い期間かけて確立するのに対し、遺伝子組換え技術では、短期間に新しい性質を獲得することができるのです。

(3) 遺伝子組換え食品と同様のバイオテクノロジーを応用した食品として、ゲノム編集技術応用食品と呼ばれるものが近年実用化されてきています。遺伝子組換え技術は、ある生物から取り出した DNA を別の生物の DNA に組み込むのに対し、ゲノム編集技術は、自然界においても起こり得る DNA 塩基の欠失、挿入、置換や DNA 配列の変化などを人為的に発生させたもので、自然のものと区別ができません。このような性質のゲノム編集技術応用食品は、遺伝子組

換え食品とは区別して取り扱われることから次項で別途紹介します。

遺伝子組換え食品の種類

(1) 2021年12月現在、わが国において安全性が確認され、販売・流通が認められている遺伝子組換え食品は8種類の作物と22種類の添加物があります（表11-1）。

(2) 作物の多くには、害虫に強い性質（害虫抵抗性）や特定の除草剤で枯れない性質（除草剤耐性）が導入されています。さらに、じゃがいもでは高温加熱加工過程での発がん性のアクリルアミドの産生を低減させる性質や物理的衝撃（打撲）後の黒斑の生成を低減させる性質を導入したものがあります。また、大豆やトウモロコシでは、特定の成分（オレイン酸、ステアリドン酸やリシン（lysine））を多く、あるいは、飽和脂肪酸含量を低くする形質を導入したもの、乾燥に強い性質（乾燥耐性）や耐熱性α-アミラーゼ産生形質を導

表 11-1　安全性審査の手続きを経た遺伝子組換え食品および添加物

	対象品目	導入された性質または導入の目的	品種数
作物	じゃがいも	害虫抵抗性、ウイルス抵抗性、疫病抵抗性、アクリルアミド産生低減、打撲黒斑低減	12
	大豆	害虫抵抗性、除草剤耐性、低飽和脂肪酸、高オレイン酸形質、ステアリドン酸産生	28
	てんさい	除草剤耐性	3
	とうもろこし	害虫抵抗性、除草剤耐性、高リシン形質、耐熱性α-アミラーゼ産生、乾燥耐性、組織特異的除草剤耐性等	207
	なたね	除草剤耐性、雄性不稔性、稔性回復性	22
	わた（綿実）	害虫抵抗性、除草剤耐性	48
	アルファルファ	除草剤耐性、低リグニン	5
	パパイヤ	ウイルス抵抗性	1
添加物	α-アミラーゼ、ホスホリパーゼ、キシラナーゼなどの酵素類20品目	生産性向上、耐熱性向上、性質改変等	60
	テルペン系炭化水素類（香料バレンセン）	生産性向上	1
	リボフラビン	生産性向上	2

資料：厚生労働省、令和3年12月13日現在

入したものなど、種々の遺伝子組換え食品が開発されており、今後も新たな遺伝子組換え食品が開発されていくことが予想されます。

(3) 一方、添加物はα-アミラーゼ、ホスホリパーゼ、キシラナーゼなどの酵素類が主体ですが、テルペン系炭化水素類（香料バレンセン）やリボフラビンなどもあります。これらは遺伝子組換えを施した微生物を培養して生産するもので、その生産性向上が主たる目的となっていますが、性質改変・耐熱性向上（酵素活性の熱安定性の向上等）を目的とした遺伝子組換えも行われています。これら添加物等は培養液を精製して生産されており、遺伝子組換えが施された微生物は残存していません。

安全性の確保

(1) 遺伝子組換え作物を栽培・輸入したり、食品や飼料として利用するためには、生物多様性への影響と食品や飼料としての安全性を評価することが義務化されています（図11-1）。したがって、安全性審査を受けていない遺伝子組換え食品は、製造、輸入、販売ができません。

(2) 遺伝子組換え食品の安全性評価は、遺伝子を導入する前の食品と同程度のリスクであれば容認できるという「実質的同等性」と呼ばれる概念に従って行われています。

1 生物多様性への影響

遺伝子組換え作物を食品や飼料の原料として輸入する、あるいは国内で栽培しようとする場合、「遺伝子組換え生物等の使用等の規制による生物の多様性の確保に関する法律」（いわゆる「カルタヘナ法」）に基づき承認を受ける必要があります。主な評価のポイントは以下のとおりです。

・導入された遺伝子が目的どおりに働いているか。
・元の植物と比べて大きさや形に変化はないか。
・有害物質が生産されていないか。
・野外での生育状態や越冬性に変化はないか。
・交雑の程度が元の作物と比べて変化していないか。

図 11-1　遺伝子組換え農作物の開発・商業化の流れと安全性確保の枠組み

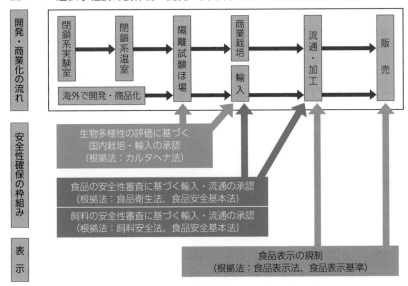

出典：「遺伝子組換え農作物の開発・商業化の流れと安全性確保の枠組み」農林水産省
　　　ホームページ（https://www.maff.go.jp/j/syouan/nouan/carta/c_about/pdf/
　　　framework.pdf）をもとに作成

2　食品としての安全性

　遺伝子組換え食品を輸入、販売等しようとする場合、厚生労働大臣に申請する必要があります。厚生労働大臣は内閣府食品安全委員会の評価（食品健康影響評価）結果を受けて審査し、人の健康を損なうおそれがないと認められた場合、審査を経た旨が公表されます。食品安全委員会では対象ごとに用意された安全性評価基準に基づき評価を行っています。主な評価のポイントは以下のとおりです。

- ・組み込む前の作物、組み込む遺伝子などは、よく解明されたものか、食経験はあるか。
- ・組み込まれた遺伝子はどのように働くか。
- ・組み換えによって新たにできたタンパク質はヒトに有害でないか、アレルギーを起こさないか。
- ・組み換えによって意図しない有害物質などができる可能性はないか。
- ・食品中の栄養素などが大きく変わらないか。

3 飼料としての安全性

遺伝子組換え作物を飼料として利用する場合、農林水産大臣の安全性確認を受ける必要があります。主な評価のポイントは以下のとおりです。

・組み換えによって新たにできたタンパク質が家畜に有害でないか。

・組み換えによって新たにできたタンパク質や、家畜の体内で変化したタンパク質が畜産物を介してヒトに有害でないか。

遺伝子組換え食品の表示

(1) 遺伝子組換え食品については、食品表示基準に従って「遺伝子組換え」等の表示が義務付けられています（図11-2）。表示義務対象は、安全性審査を経て流通が認められた8農産物およびそれを原材料とした33加工食品群です。また、遺伝子組換え農産物と非遺伝子組換え農産物を区別していない場合やそれを加工食品の原材料とした場合、または分別生産流通管理をしたが、遺伝子組換え農産物の意図せざる混入が5％を超えていた場合やそれを加工食品の原材料とした場合、「遺伝子組換え不分別」等の表示が義務付けられています。

(2) 「遺伝子組換えでない」、「非遺伝子組換え」あるいは「分別生産流通管理済み」等の表示は任意表示とされ、厳格な分別生産流通管理がなされた場合に表示が可能となります。この任意表示制度は、2019年4月の食品表示基準の一部改正に伴い変更されたものですが、施行は2023年4月1日とされており、それまでの間は表示切替えのための猶予（準備）期間となります。

(3) 遺伝子組換え食品の表示は、消費者に情報を正しく伝えることを主眼としており、表示義務の対象品目等については、組み換えられたDNA等の検出方法の進歩等に関する新たな知見、消費者の関心等を踏まえて必要に応じて見直しがなされることに留意しておく必要があります。

用語▶ 分別生産流通管理
分別生産流通管理（IPハンドリング）とは、遺伝子組換え農産物と非遺伝子組換え農産物を生産、流通および加工の各段階で善良なる管理者の注意をもって分別管理し、それが書類により証明されていることをいいます。

図 11-2 遺伝子組換え食品の表示

義務表示

分別生産流通管理をして遺伝子組換え農産物を区別している場合及びそれを加工食品の原材料とした場合	分別生産流通管理が行われた遺伝子組換え農産物である旨を表示 〈表示例〉「大豆（遺伝子組換え）」等
分別生産流通管理をせず、遺伝子組換え農産物及び非遺伝子組換え農産物を区別していない場合及びそれを加工食品の原材料とした場合	遺伝子組換え農産物と非遺伝子組換え農産物が分別されていない旨を表示
分別生産流通管理をしたが、遺伝子組換え農産物の意図せざる混入が5％を超えていた場合及びそれを加工食品の原材料とした場合	〈表示例〉「大豆（遺伝子組換え不分別）」等

任意表示（2023年3月31日まで）

分別生産流通管理をして、意図せざる混入を5％以下に抑えている大豆及びとうもろこし並びにそれらを原材料とする加工食品	「遺伝子組換えでないものを分別」 「遺伝子組換えでない」 等の表示が可能

任意表示（2023年4月1日以降）

分別生産流通管理をして、意図せざる混入を5％以下に抑えている大豆及びとうもろこし並びにそれらを原材料とする加工食品	適切に分別生産流通管理された旨の表示が可能 〈表示例〉 「原材料に使用しているとうもろこしは、遺伝子組換えの混入を防ぐため分別生産流通管理を行っています」 「大豆（分別生産流通管理済み）」等
分別生産流通管理をして、遺伝子組換えの混入がないと認められる大豆及びとうもろこし並びにそれらを原材料とする加工食品	「遺伝子組換えでない」 「非遺伝子組換え」 等の表示が可能

出典：消費者庁パンフレット「知っていますか？　遺伝子組換え表示制度」（平成31年4月25日）を一部改変

注1：義務対象は、安全性審査を経て流通が認められた8農産物およびそれを原材料とした33加工食品群（組換えDNA等が残存し、その科学的検証が可能と判断された品目、詳細は食品表示基準別表第17参照）。

注2：しょうゆや植物油など、最新の技術によっても組換えDNA等が検出できないものについては、表示義務の対象外だが、任意での表示は可能。

注3：加工食品においては、対象農産物等がその主な原材料（原材料に占める重量の割合が上位3位までのもので、かつ原材料に占める重量の割合が5％以上のもの）に該当しない場合には、遺伝子組換えに関する表示は不要。

注4：大豆およびとうもろこし以外の対象農産物については、意図せざる混入率の定めはないが、それらを原材料とする加工食品に「遺伝子組換えでない」と任意で表示する場合は、遺伝子組換え農産物の混入が認められないことが条件。

11-2 ゲノム編集技術応用食品等

Point

➡ゲノム編集技術応用食品は自然のものと区別ができず、検査で検出することもできません。

➡ゲノム編集技術応用食品は、厚生労働省への事前相談・届出を経て、安全情報公開・流通開始となります。

(1)　食品衛生法上、ゲノム編集技術とは、特定の機能を付与することを目的として、染色体上の特定の塩基配列を認識する酵素を用いてその塩基配列上の特定の部位を改変する技術と定義されています。なお、最終的に、外来の遺伝子またはその一部を含む場合は組換えDNA技術に該当するものとされています。すなわち、これらバイオテクノロジーを応用した食品のうちゲノム編集技術応用食品と呼ばれるものは外来の遺伝子等を含まず、自然のものと区別ができません。また、遺伝子組換え食品のように検査によって検出することもできません。したがって、ゲノム編集技術応用食品については基本的に、厚生労働省への事前相談・届出を経て、安全性に関する情報が公表され、流通開始となります（図11-3）。

(2)　安全性審査が必要と判断された場合、食品安全委員会での食品健康影響評価を経ることになります。

　　ゲノム編集技術応用食品を流通させる際の届出については、以下のポイントをチェックします。

　・新たなアレルギーの原因（アレルゲン）が作られていないか、有害物質などが作られていないか。

　・毒素をなくす、ある成分を増やすなどの改変をした場合、食品中の栄養素などがどう変化したか。

(3)　2021年10月現在、わが国において届出・情報公開されたゲノム編集技術応用食品等は、「グルタミン酸脱炭酸酵素遺伝子の一部を

図 11-3　ゲノム編集技術応用食品等の届出制度等

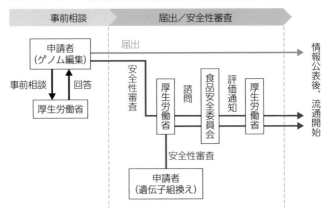

出典：厚生労働省パンフレット「新しいバイオテクノロジーで作られた食品について」（令和 2 年 3 月）

改変し GABA 含有量を高めたトマト」、「可食部増量マダイ（E189-E90 系統）」および「高成長トラフグ（4D-4D 系統）」の3 品目です。

食品安全衛生管理

　食品安全衛生管理とは、食品製造現場の衛生管理を実施するととも
に、想定される生物的・化学的・物理的ハザードを制御し、安全な食
品を提供する仕組みのことです。

一般的衛生管理プログラム

食中毒予防の３原則と一般的衛生管理プログラム

　細菌性の食中毒は、その原因となる細菌が食品に付着し、それを消費することで起こります。そのため、食中毒を発生させないためには、細菌を食品に「❶つけない」、食品に付着した細菌を「❷増やさない」、「❸やっつける（殺菌する）」という考え方が重要となり、これを「食中毒予防の３原則」といいます。

原則❶　つけない

　「つけない」で大切なのは、手洗いといえます。ヒトの手指にはさまざまな雑菌が存在し、潜在的な汚染源になります。調理を始める前、トイレの後、鼻をかんだ後、汚染されたものを触った後には、必ず手洗いを実施することが必要です。また、調理器具も汚染源になり得ます。例えば、生の肉や魚の調理に使用したまな板や包丁を、そのまま野菜など他の調理に使用すると菌による汚染が起こり得ます。食品の保管時にも、他の食品へ菌の汚染がないように密封をして管理することが必要です。

原則❷　増やさない

　細菌の多くは高温多湿の環境を好みますが、10℃以下では増殖が遅くなり、－15℃以下では増殖が停止します。食品に付着した菌を増殖させないためには、低温で保管することが重要となります。ただ、冷蔵庫に入れたとしても、菌はゆっくりと増殖しますので、冷蔵庫での保存を過信することがないよう注意が必要です。

原則❸　やっつける（殺菌する）

　ほとんどの細菌やウイルスは加熱によって死滅します。肉や魚、野菜についても加熱して食べれば安全です。特に肉類については、中心まで

75℃１分以上加熱することが重要です。布巾やまな板、包丁などの調理器具にも細菌は付着するため、洗剤でよく洗った後、熱湯をかけて殺菌することが大切です。

(1)　この３原則は一般家庭での食中毒予防の基本とされていますが、食品工場においても同様といえます。なお、「食中毒予防の３原則」とよく似たものに「食品取り扱いの３原則」があり、❶清潔（菌をつけない）、❷迅速（菌を増やさない）、❸加熱または冷却（殺菌する、または菌を増やさない）が示されていますが、やはり微生物を制御するための食品の取り扱い方法の考え方を示したものとなっています。

(2)　一方、食品安全は微生物管理だけで十分というわけではありません。これまで学んできたとおり、食品安全ハザードには化学的、物理的なものもあります。食品製造の現場において衛生的で安全な食品を提供するための施設・活動を考えた場合、どのように管理すべきかを示した基礎条件が、"一般的衛生管理プログラム"です。

(3)　一般的衛生管理プログラムの考え方は、コーデックス委員会（Codex Alimentarius Commission：CAC）の「食品衛生の一般原則」の第１章「Good Hygienic Practices」がベースとなっており、原材料生産者、製造加工業者、小売業、食品提供者、消費者までのフードチェーン（食品提供の一連の流れ）における衛生管理の考え方が詳細に規定されています。

(4)　この「食品衛生の一般原則」を基に世界各国で衛生管理の基準が確立されており、わが国においても食品衛生法施行規則別表第17に規定されています。

(5)　一般的衛生管理プログラムは、次の 12-2 で解説するHACCP導入の前提となることから、"前提条件プログラム（Prerequisite Program：PRP)"とも呼ばれています。

(6)　一般衛生管理が食品安全マネジメントシステムにおいて最初の段階であり、すべての種類、規模の食品事業者が実施すべきものです。一般衛生管理の主な目的は食品が衛生的な環境で製造され、汚染の可能性や程度を、（ヒトの健康被害が直結するしないに関係なく）最小限にするためです。PRPを実施したうえで、危害要因（ハザード）分析を行い、すべての食品安全ハザードがコントロールされているなら、CCP（Critical Control Point：重要管理点）を設定す

る必要はありません。PRP でコントロールされない、すなわち CCP または ISO 22000 でいう OPRP（Operation Prerequisite Programs：オペレーション前提条件プログラム）で管理しなければならない重要な食品安全ハザードが特定された場合には、それらをコントロールする管理措置（CCP または OPRP）で管理します。一般衛生管理は HACCP システムが効果的に実施される土台を提供するので、前提条件と考えられます。PRP および HACCP システムは実務的には同時に適用できますが、PRP を先に整備したほうが効果的です。

　次項からは、一般的衛生管理プログラムの考え方のなかから、特に重要となる内容を取り上げ、解説していきます。

施設およびその周辺環境、設備・器具の衛生管理

1　施設およびその周辺環境の衛生管理

Point

- ➡工場敷地内は、定期的に清掃し、衛生的な状態を保つ。
- ➡工場内部はゾーニングを行い、交差汚染を防止する措置を行う。
- ➡施設内の天井、壁、床、排水溝は必要に応じて耐水性で容易に洗浄、保守ができる構造であること。また、定期的にメンテナンス（または保守点検）・清掃・洗浄を行う。
- ➡冷蔵庫・冷凍庫などは温度管理を行い、結果を記録する。
- ➡原料受入れの開口部や出荷口などは、そ族、昆虫等が侵入しないように常時開放状態にしないように管理する。

な　ぜ　？

施設およびその周辺環境の衛生管理は危害要因（ハザード）を含むすべての汚染の混入を効果的にコントロールするのに必要だからです。

(1)　一般的衛生管理プログラムは、ハード面（施設・設備等の状況）とソフト面（運用・作業等の状況）の両輪が相互に補完し、機能してはじめて効果が得られます。施設が古いから運用できないというわけではなく、古ければそれを作業面で補うことで十分対応することが可能です。

(2)　施設の周辺（工場敷地内）については、定期的に清掃し、清潔な状態を保ちましょう。工場敷地内の植栽を手入れする、構内に水溜りができないようにする、不要なものを撤去することも含め、有害生物が発生するまたは棲家となるような環境を作り出さないことが重要です。

(3)　施設内部においては、衛生的な環境を保ち、二次汚染を予防するために、ゾーニング（衛生レベルの区分け）を行いましょう。二次汚染の要素としては「人」「モノ」「空気」がありますが、その流れを把握し、交差汚染の可能性を検討し、特定することで、汚染作業区域、準清潔作業区域、清潔作業区域のようにレイアウトを設定し、「人」「モノ」「空気」の動きを管理することになります。

(4)　施設内の天井、壁、床、排水溝は必要に応じて耐水性で、容易に清掃・洗浄できる構造であること。また、定期的に清掃・洗浄を実施し、埃・カビ・有害生物からの汚染を防止することが必要です。施設は十分な換気を行うことで、結露を防止し、カビを発生させないことが大切です。

(5)　温度・湿度管理が必要なエリアや設備（冷蔵・冷凍庫など）は温度測定し、それを記録することが必要です。また、吸排気口などはスクリーン（補虫網）を設置し、有害生物の侵入を防止するとともに、原料受入れの開口部や出入り口についても、使用しないときには閉めるなど、常時開放しない措置が求められます。

2　設備・器具の衛生管理

Point

➡清掃・洗浄は十分な効果を妥当性確認済の標準化した方法で実施する。

➡洗浄剤や掃除道具が汚染源にならないように管理する。

➡未然にトラブルを防ぐため、設備・器具の定期点検を実施する。

→修理等が汚染の原因にならないよう、意図する機能が戻ったことを確認したうえで洗浄してから使用を再開する。

→潤滑油は食品用のものを使用し、混入による食品安全リスクを低減させる。

→食品接触面は食品に接触しても問題がない材質であることを確認しておく。

なぜ？

設備・機械器具由来の食品を汚染する危害要因（ハザード）を含むすべての汚染の混入を効果的にコントロールすることを促進するためです。

(1) 食品施設の設備・器具は、機能性や安全性に加え、衛生的であることが重要です。取り扱う食品の種類・数量に応じた十分な設備・器具を取りそろえて、食品衛生を確保するようにしましょう。

(2) 設備・器具の清掃・洗浄については、決められた洗浄剤・道具を用いて、決められた頻度で実施するようにしましょう。清掃・洗浄の目的を明確にし、十分な効果が得られる方法で実施することが重要です。清掃・洗浄方法などは、誰が実施しても同じようにできるようにするため、標準化した手順書などを作成し、その実施状況をモニタリングすることを推奨します。

(3) 清掃・洗浄に用いる洗浄剤や掃除道具の管理方法を誤ると汚染源になることもあります。使用する洗浄剤等の識別・保管、掃除道具の劣化に対する保全管理など、本来衛生的な管理を行うためのツールが汚染を引き起こすことがないよう注意が必要です。

(4) 予防保全の視点から、設備・器具は定期的な保守点検を行い、清掃・洗浄を容易にするとともに、破損の確認、ネジの増し締め、潤滑油の添加などにより、トラブルが発生するのを未然に防ぐ対策が重要です。もし故障した場合には、速やかに修理し意図する機能が戻ったことを確認し、適切に清掃・洗浄したうえで、使用を再開しましょう。くれぐれも保全活動が汚染を引き起こすことがないようにすることが必要です。

(5) 設備保全において、食品に接触する可能性がある箇所に用いる潤滑油は、鉱物油ではなく食品用のものを用いるようにしましょう。

ただし、食品用の油といっても、それが食品に混入することは決して望ましいことではありませんので、注意が必要です。

(6) 設備・器具を購入または修理する際は、意図せぬ化学物質が溶出して健康危害に至らないよう、食品接触面が食品に接触しても問題ない材質で作られているかについて確認しておくことが重要です。

有害生物（そ族、昆虫等）の管理、廃棄物および排水の管理

1 有害生物（そ族、昆虫等）の管理

Point

➡施設・周辺の清掃を行うことで有害生物の棲家を作らないよう管理する。

➡窓、吸排気口、排水口などからの侵入を防ぐ対策を行う。

➡防除計画を立案し、定期的なモニタリングを実施する。

➡原材料などが被害を受けた場合、他に汚染が広がらないよう管理する。

➡薬剤散布する場合、十分に訓練を受けた者が実施する。

➡外部の専門業者に委託する場合でも、"丸投げ" にしない。

な ぜ ？

そ族、昆虫等は食品を汚染する可能性があるからです。

(1) 食品施設を脅かすものとして、有害生物の発生があります。有害生物には、ネズミや昆虫のほかに、鳥（の糞）などがあり、衛生環境を維持するうえで、確実に管理することが必要です。

(2) 施設およびその周辺においては、有害生物の棲家となる環境を作り出さないよう、清掃活動等により衛生的な状態を維持することが必要です。また、窓、ドア、吸排気口の網戸、排水口の蓋・トラップ等の設置により、有害生物が建屋内に侵入することを防がなければなりません。

(3) 有害生物を防除するための計画を策定し、管理することが必要で

す。トラップなどを設置し、定期的なモニタリングを行うことにより、有害生物の種類、発生数などを把握し、必要な処置（食品に影響を及ぼさないように直ちに駆除する）を行うことが求められます。もし原材料などが有害生物による被害（例：原材料に虫が発生など）にあった場合、それらを適切に処理し、他の原材料や製品への汚染を防ぐことが必要です。

(4) 殺そ・殺虫剤などの薬剤は使用しないに越したことはありませんが、使用する場合は、薬剤自体の管理（例：在庫管理、施錠など）を確実に行うとともに、十分に訓練を受けた者が施工するようにしましょう。誤った取り扱いにより、薬剤散布自体が潜在的な食品の汚染源にならないように取り扱いに注意することが必要です。

(5) 有害生物の管理は、外部の専門業者に委託するケースも多く見られますが、"丸投げ"にならないよう、くれぐれも注意してください。

2　廃棄物および排水の管理

Point

→ゴミを入れる容器は、識別し、蓋をつける。
→容器は不浸透性の材質とし、定期的に清掃・洗浄を行う。
→危険な廃棄物質を保管する容器には、鍵をかける。
→汚染源にならないよう、定期的に製造エリアから撤去する。
→構内の廃棄物置場を管理し、廃棄物処理業者などにより処置する。
→十分な排水処理能力をもつ施設を維持する。
→排水管からの汚水漏れリスクを考慮し、配管を設置・保全する。

な　ぜ　？

生ゴミは有害生物を誘引し、汚染のリスクを高め、また排水が悪いと汚水の逆流等により食品を汚染することになり得るからです。

(1) 生ゴミを放置しておくと昆虫が発生したり、有害生物を誘引したりします。また、廃棄物は管理を怠ると、潜在的な汚染源になります。廃棄物を適切に管理することは、食品施設の衛生管理につながります。

(2) ゴミを入れる容器は、識別し、蓋ができるものを用いましょう。

不浸透性で清掃・洗浄ができる材質のものを採用し、清潔に保つことも重要です。廃棄する危険な物質（廃油、廃薬剤など）を保管する容器については、意図せぬ使用を防ぐため、鍵をかけることも必要になるといえます。

(3) 施設内にゴミを堆積させることは、有害生物を誘引したり汚染のリスクを高めたりしますので、定期的に食品取り扱いエリアから撤去しましょう。また、廃棄物置場が汚染源にならないよう、定期的な清掃を行うとともに、廃棄物処理業者などに引き取ってもらい、適切に処置することが必要です。

(4) 排水にかかわる設備は十分な処理能力をもつことが重要です。処理能力が間に合っておらず、汚水が施設内にオーバーフローすることがないよう、生産量に見合った排水処理施設をもつことが必要です。

(5) 排水管が製造ラインの上を通過している状態は、好ましいケースではありません。もしそのような状態であれば、配管不良による汚水の漏れによる汚染を防止するため、排水管の位置を変えるか、ドレンパンなどで製造ラインが汚染されないよう工夫することが望まれます。

食品等の取り扱い、使用水等の ユーティリティの管理

1 食品等の取り扱い

Point

→食品事業に適切で効果的なコントロールシステムの設計、実施、モニタリングおよび見直しによって安全な食品を生産する。

→食品事業に適切な原材料、その他材料、組成／調合、生産、加工、流通および消費者の使用に関する食品組成の設計要件により、安全で喫食に適した食品を生産する。

→仕入れ先の衛生管理状態や食品安全マネジメントシステムを評価し、適切な仕入れ先から原材料を調達する。

➡原材料を受け入れる際には、受入れ基準を満たしていることを確認する。特に冷蔵品は 10℃以下※、冷凍品は−15℃以下であることを確認する。国際的には冷蔵品は 4℃〜5℃以下、冷凍品は−18℃〜−20℃以下で管理することを求められる場合もある。

※生食用食肉：4℃以下、液卵：8℃以下など食品衛生法で保存温度が定められています。

➡原材料の保管の際は、パレット・ラック等の上に置き、直置きはしない。製造加工中も仕掛品等を床から 60cm 以上の位置に保管すること。

➡交差汚染がないよう、必要な管理手段を採用し、食品を取り扱う。

➡化学薬剤は、誤った使用がなされないよう、識別・出納・施錠管理を行う。

な ぜ ?

食品安全ハザードをコントロールすること、すなわち、適切なステージで食品の安全性を保証するための予防措置をとることでリスクを下げることができるからです。

(1) いくら生産現場が衛生的であっても、購入する原材料自体の安全性や衛生状態が保たれていないと意味がありません。原材料を購入する際には、仕入れ先の食品衛生管理能力が十分かどうかを予め評価（必要に応じて監査または第三者認証の取得）し、適切な仕入れ先から調達するしくみをもつことが必要です。

(2) 原材料を仕入れ先から受け入れる際には、そのものが安全衛生／品質的な観点から受入れ基準を満たしているかを確認のうえ、受入れを行うようにします。受け入れる原材料によっては、配送車両の確認（例：封印の確認、冷蔵車の庫内温度の確認など）を実施することが必要です。

(3) 受け入れた原材料、包装資材等は、その特性に見合った方法・場所で保管します。倉庫内では容器に入れ、パレットやラックの上に保管し、床に直置きは避けましょう。また、パレットと壁の距離をとり、清掃や有害生物の検査が容易に実施できるようにしておくことも重要です。

(4) 施設内では、ゾーニング（衛生レベルによる区分け）を通じて、

交差汚染を防止するように食品を取り扱うようにしましょう。例え
ば、清潔作業区域への立入りを制限し、専用の作業服を着用し、専
用の入口から指定された者のみが入れるようにする等のコントロー
ルが望まれます。特に生や未加工の食品と加熱や調理済の食品は、
物理的に分けて使用する、または時間差で分けて使用し、機器も分
けるなどして効果的に交差汚染を防ぎましょう。微生物やアレルゲ
ン、異物による汚染が懸念される場合には、服装・靴の交換、ロー
ラーがけ、エアシャワーの実施、差圧管理など、必要な管理手段を
講じることが望まれます。

(5) 食品以外の化学薬剤（例：洗浄剤、潤滑油、殺そ・殺虫剤）の管
理も大切です。誤って食品が汚染されないよう、識別、一覧表の作
成、出納管理、施錠管理などを実施し、確実な薬剤管理を行うこと
が求められます。

(6) 製造に用いる機械器具や環境からの硬質異物の混入をスクリー
ン、マグネット等を用いて防ぎましょう。

2　使用水等のユーティリティの管理

Point

→製造に用いる水・氷等は、食品製造用水を用いる。
→井戸水等を使用する場合は、定期的な水質検査、塩素添加および
残留塩素のチェックを行う。
→受水槽などの給水設備は、定期的な清掃・点検を行う。
→適切な室内空調を維持するため、フィルター等の保全を行う。
→圧縮空気が汚染源にならないよう、コンプレッサー・フィルター
等を管理する。
→十分な照度が提供できる照明設備を設置する。
→破損時に汚染源にならないよう、照明器具は飛散防止対策を講じ
る。

な　ぜ　？

製造に用いる水や氷が汚染していると食品を汚染したり、汚染を広
げるからです。

(1) 水は食品製造において欠かせないものの一つといえます。そのた

め、製品に用いるにせよ、洗浄用に用いるにせよ、水自体の確実な管理は、食品衛生・安全管理において極めて重要といえます。

(2) 製造に使用する水・氷は、食品製造水を用いることが必要です。また、水道水を貯水したり、井戸水を用いたりする場合は水質検査を年1回以上行い、殺菌装置（塩素添加等の処理）または浄水装置が正常に作動しているか定期的に確認し（例えば残留塩素のチェックを行い）、食品製造用水の衛生レベルを維持しましょう。受水槽などの給水設備は定期的に点検・清掃を行い、衛生的な水が提供できるようにすることが必要です。なお、工場内で蒸気を作り、製造に用いる場合においても、食品製造用水を用いるようにしましょう。

(3) 製造エリアにおける空気が汚染されないよう、室内空調についても管理することが必要です。フィルターなどの点検・清掃管理はもちろんですが、空気の清浄レベルを定期的に測定し、適切な水準の空気が保たれているかの確認を行うことも重要です。また、吸排気のバランスが悪いと、施設内が陰圧になってしまうおそれがあり、注意が必要です。

(4) コンプレッサーによる圧縮空気が直接食品に接触する場合、その圧縮空気が汚染されないよう管理することが必要です。例えば圧縮空気に含まれる埃や油、過剰な水分が汚染源にならないよう、フィルターなどによる管理が求められます。

(5) 製造エリアにおいては、目視による異物のチェック等、食品衛生を保つための十分な照度を提供できる照明設備が必要です。また、破損などによる不測の事態に備え、飛散防止仕様の照明器具を用いることが効果的です。

運搬、回収・廃棄、情報の提供

1 運搬

Point

➡製品を運搬する車両・コンテナは、保全・清掃により衛生的に管理する。

➡温度・湿度等の管理が必要な製品は、車両庫内の温度・湿度等の管理を行う。
➡車両・コンテナは、可能な限り、食品専用のものを採用する。やむをえず食品と食品以外のものを混載する場合には、汚染や移り香に注意する。
➡輸送中、アレルゲンの交差接触を含む潜在的な汚染源から食品を保護する。
➡消費に不適切な食品になるような損傷から食品を保護する。
➡輸送中、病原性または腐敗微生物の増殖および食品中での毒素産生を効果的にコントロールする環境をつくる。

な　ぜ　？

運搬中に適切な防止措置がとられていないと、食品が汚染され、喫食に不適切な状態で目的地に到着するおそれがあるからです。

(1)　食品を衛生的に運搬するため、車両・コンテナについても十分な管理が必要です。容易に洗浄・消毒ができる構造のものを使用し、定期的な保全・清掃により、常に清潔で良好な状態に保つよう管理してください。保管中の温度・湿度管理が必要な製品を運搬する車両は、それら（製品）を確実に管理するため、車両の温度・湿度測定を行い、記録に残すしくみを考慮することが望まれます。
(2)　車両は食品専用が望ましいですが、食品以外の貨物と混載して運搬する場合には、適切な容器に入れるなど、食品以外の貨物からの汚染の防止対策が必要です。また、ローリーなどで製品を輸送する場合、これらは食品専用のものを使用することが求められます。また、その車両が食品専用であることを明記しましょう。

2　回収・廃棄

Point

➡回収のための連絡体制、回収方法、監督官庁への報告等の手順を確立し、必要に応じ試行を行う。
➡回収製品は他の製品等と区別・保管し、適切に廃棄する。

➡回収時には消費者への注意喚起等のため、法律等に従った公表を
　行う。

な　ぜ　？

ハザード（危害要因）がコントロールされていない製品ロットは消
費者が喫食しないように回収手順を決め、実行することが大切です。
回収した製品はそのまま（ハザードをコントロールしないまま）再
度消費者に届かないようにする措置が必要です。

　食品安全上の問題が発生した場合、健康への悪影響を未然に防止する
観点から、問題となった製品を迅速かつ的確に回収するための責任、連
絡体制を整備し、回収方法、都道府県知事等への報告の手順を確立して
おくことが必要です。回収された製品は、その他の製品等と明確に区別
して保管し、適切に廃棄その他の適切な措置をすることが求められます。
回収手順が機能するかを平常時に試行することが望まれます。製品回収
の際には、消費者への注意喚起等のため、公表についても考慮すること
が必要です。

3　情報の提供

Point

➡消費者が理解、選択できるように、製品への表示（食品に存在す
　るアレルゲン情報を含む）等により情報を提供する。
➡健康危害、法規制違反が判明した場合、速やかに行政へ情報提供
　する。

な　ぜ　？

食品やその取扱いに関する十分な情報を提供しないと、フード
チェーンの下流において取扱い不良により健康被害が発生するおそ
れがあるからです。

　消費者が製品情報を認識し、理解し、選択することができるよう、表
示などを通じて情報を提供することが必要です。また、消費者の健康危

害や法令違反などが判明した場合には、速やかに行政へ情報提供することが求められます。

従事者の衛生管理・教育訓練、記録の作成および保存

1 従事者の衛生管理・教育訓練

Point

➡適切な数の従事者用の衛生施設（手洗い、更衣室など）を準備し、清掃・保全管理する。

➡衛生的な作業着を準備し、適切に着用できる手順を遵守する。

➡潜在的な異物となる装飾品類など、不要なものは製造エリアに持ち込まない。

➡日々の健康チェック、検便などにより、健康状態を把握し、管理する。

➡継続的な衛生教育を提供することにより、従事者の衛生意識を高める。

な ぜ ？

適切な清潔度を維持しない者、何らかの疾病や健康状態に問題のある者または不適切な行動をとる者は、食品を汚染させる可能性があるからです。

(1) ヒトは汚染源の一つであり、作業の従事者はもちろん、食品取扱施設内に立ち入るすべてのヒトに対する衛生管理が必要です。

(2) 従事者用の衛生施設においては、必要なときに手洗いができる手洗い場の設置が求められます。トイレ使用後など必要なときに決められた手順で確実に手を洗うことが極めて重要です。また、従事者の数に応じたトイレや更衣室を準備することも重要です。これらの施設は衛生的な状態が保てるよう、清掃・保全管理を行うようにしましょう。

(3) 従事者が着用する作業着は清潔で良好な状態のものとし、適切に

被覆できるものを採用するようにしましょう。毛髪落下等を防止するために、帽子、ネット、マスクなどを適切な手順のもとで着用できることが求められます。また、指輪・時計・ネックレス等の装飾品は外すなど、潜在的異物を製造エリアに持ち込まない管理が必要です。

(4) 日々の健康チェックや定期的な検便を行い、不顕性感染者の発見と体調が悪い場合には、作業に従事させないことも重要です。また、爪は短く切る、手指に傷がある場合には防水性の色つき絆創膏をつけたうえで手袋を着用する、食品を取り扱う前には手を洗うなど、衛生的な行動をとることを確実にするためにも、衛生教育の充実が不可欠です。新人はもちろん、ベテランの方々に対しても継続的な教育を提供し、認識を高めるようにしましょう。

2 記録の作成および保存

Point

➡トレーサビリティや改善のために、必要な記録を保存する。
➡保存期間は、製品の消費・賞味期限を考慮し、合理的な期間を設定する。

なぜ？

記録は汚染防止のための措置が適切に実施された証拠を提供し、また管理が弱い点を明らかにするからです。

食品事故等の発生に起因して必要な情報を遡ることができる（トレーサビリティ）ようにするためにも、また管理が不十分なポイントを分析し、改善のための情報を提供するためにも、関連する記録を必要な期間保存しておくことが必要です。保存期間は、取り扱っている製品の消費・賞味期限を考慮して、合理的な期間を設定することが必要です。

12-2 HACCP システム

HACCP の考え方

　安全な食品を製造する手法として考え出されたのが、HACCP です。HACCP とは、"Hazard Analysis and Critical Control Point" の頭文字をとったもので、「危害要因分析（HA）重要管理点（CCP）」と訳されています。

　従来の食品安全確保の考え方は、サンプリングで最終製品の検査を行い、その結果をもって安全性を評価するものでしたが、この場合、すべての製品を確認しているわけでないため、必ずしも十分とはいえません。

危害要因分析に基づく重要管理点の設定

　HACCP システムとは、原材料の受入れから最終製品をお客様に引き渡すまでの間の工程のなかで、どのような食品安全ハザードがあるのかを予め分析し、重要な食品安全ハザードの発生を防止するための重要管理点を設定し、その管理状態をモニタリング（監視）することで、最終製品の安全性を確保しようという考え方です。つまり、HACCP とは、最終製品の検査ではなく、製造工程で安全を確保する手法と言い換えることができます（図 12-1）。

　HACCP は食品安全の確保のためのシステムであるため、安全性に対する科学的根拠に基づき構築されます。つまり、経験や勘ではなく、科学的に裏打ちされたデータを用いて、発生が予測される重要なハザードに対して予防的に対策を講じるしくみであり、食品安全上の管理システムとして極めて有効な手法であるといえます。

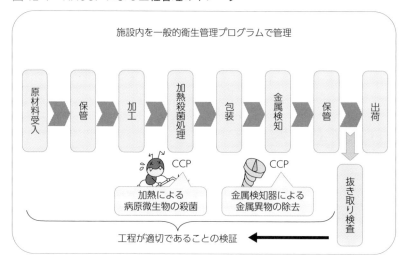

図 12-1　HACCP による工程管理のイメージ

施設内を一般的衛生管理プログラムで管理

原材料受入　→　保管　→　加工　→　加熱殺菌処理　→　包装　→　金属検知　→　保管　→　出荷

CCP
加熱による
病原微生物の殺菌

CCP
金属検知器による
金属異物の除去

抜き取り検査

工程が適切であることの検証

HACCP と一般的衛生管理プログラム

　HACCP を実施するためには、12-1 で示した一般的衛生管理プログラム（前提条件プログラム）が機能していることが前提となります。この一般的衛生管理プログラムが適切に機能していないと、HACCP システムは十分な効果を発揮できませんので、取り組む際には十分注意が必要です。特に製造環境、機械器具、従業員等からの汚染を防ぐのは一般衛生管理です。ハザード分析において一般衛生管理でコントロールすべきハザードがコントロールされていないことが判明した場合、その一般衛生管理を整備、強化したうえで、再度ハザード分析を行いましょう。一般衛生管理を確実に実施しても発生するハザード（すなわち重要なハザード）は CCP における管理手段でコントロールします。

HACCP の由来

　HACCP は、もとは米国において宇宙食の安全性を確保するために開発された手法ですが、この考え方をコーデックス委員会が「食品衛生

の一般原則」の付属書として採用したことで、世界中に普及しました。
　コーデックス委員会は「食品衛生の一般原則」を 2020 年に改訂し、旧付属書は第 2 章となりました。

HACCP 制度の動向

　「食品衛生管理の国際標準化に関する検討会」では、食中毒の件数、患者数の下げ止まり、今後の高齢者人口の増大等から、食品の安全性のさらなる向上や食中毒等の食品事故の防止対策が必要と考え、国際標準となっている HACCP による衛生管理について、制度として位置づけ、定着を図っていくことが重要であるという内容の報告書をまとめました。それを受け、厚生労働省は HACCP の制度化、すなわち、原則としてすべての食品等事業者は、一般衛生管理および HACCP による衛生管理を実施するための「衛生管理計画」を策定し、計画を実施し、その結果を記録し、さらに記録を見直し、必要に応じて更新すること等を求めることを含む食品衛生法等の改正案が第 196 回国会で成立し、2021 年 6 月から完全実施されました。
　食品等事業者が実施すべき HACCP に沿った衛生管理には、コーデックスの HACCP 7 原則により HACCP プランを自ら作成して衛生管理を行う「HACCP に基づく衛生管理」と、小規模事業者や飲食店等を対象とした、手引書を参考にした弾力的な運用が認められる「HACCP の考え方を取り入れた衛生管理」があります。
　12-3 で後述する ISO 22000 や FSSC 22000 などの世界の食品安全マネジメントシステム規格は、一般的衛生管理プログラムと HACCP システムを軸に開発されており、HACCP は食品安全を確保するための全世界共通の基準といえます。

HACCP システムの構築

　HACCP システムを構築する際は、次の 7 原則、12 手順を実施します。ハザード分析を行い、管理手段を設定し、その実施状況をモニタリング

しその結果を記録する内容ですが、その前の準備段階として五つの手順が示されており、合計12の手順から構成されています。

HACCPの7原則・12手順

手順❶　HACCPチームの編成
手順❷　製品説明書の作成
手順❸　製品の用途、対象消費者の明確化
手順❹　フローダイアグラムの作成
手順❺　フローダイアグラムの現場確認
手順❻　ハザード分析の実施【原則1】
手順❼　重要管理点（CCP）の決定【原則2】
手順❽　妥当性確認された許容限界（管理基準）の設定【原則3】
手順❾　CCPのモニタリング方法の設定【原則4】
手順❿　CCPが許容限界を逸脱した際にとるべき改善措置の設定【原則5】
手順⓫　HACCPプランの妥当性を確認し、次にHACCPシステムが意図したとおりに機能していることを確認するための検証方法の決定【原則6】
手順⓬　文書および記録の管理方法の決定【原則7】

手順❶　HACCPチームの編成

(1) HACCPを導入する際には、当該製品・工程に十分な知識をもち、組織全体をリードしていく力のある専門家チームを編成することが必要です。

(2) HACCPチームは、品質管理、購買、製造、設備管理、物流、開発、営業など、各業務のスペシャリストから構成され、食品安全衛生管理について幅広い知識と経験をもつチームを作ることが重要です。メンバーは、トップマネジメントが選定し、トップ自らが活動の責任をもって進めることが成功の秘訣といえます。

(3) HACCPチームのリーダーはチームを取りまとめ、運営・推進していくとともに、定期的にトップマネジメントに進捗・結果報告し、全体のマネジメントを進めていきます。

手順❷　製品説明書の作成

(1) 原材料および最終製品の特性を明確にし、文書化します。
　　原材料：原材料および食品添加物の名称、生物的・化学的・物理的な特性、組成、由来、製造方法、包装・配送方法、保管条件、賞味期限、使用前の取扱い方法など
　　最終製品：製品名、組成、生物的・化学的・物理的な特性、製造

方法、消費・賞味期限、保管条件、包装、表示、配送方法、使用上の取扱い方法など

(2) それぞれの特性を明確にすることで、原材料や製造工程にはどのようなハザードが存在し、どのような管理をしなければならないのか、また最終製品はどのような管理レベルが求められているのかを把握します。

手順❸　製品の用途、対象消費者の明確化

(1) 製品がその後、どのように取り扱われるのかを明確にします。そのまま消費される製品もあれば、原材料の一つとしてさらに加工されるものもあるかもしれません。また、冷蔵で保管すべきものや使用直前に加熱して用いるものもあるでしょう。誤った取り扱いや誤使用を含め、どのような取り扱いが想定されるかをよく検討し、文書化します。

(2) その製品を消費するまたは使用する方がどのような利用者・グループなのかについても明らかにします。例えば、乳幼児や病理食患者のような食品安全ハザードに対して注意をはらう必要があるハイリスク集団向けの製品もあります。その場合、食品が安全であることを高い水準で保証するためには、工程管理を強化する、モニタリング頻度を上げる、製品検査での検証精度を上げる等の活動が必要になることもあります。

手順❹　フローダイアグラムの作成

(1) フローダイアグラムは、原材料の受入れから出荷または顧客への製品の引き渡しまでの一連の流れを体系的に明確にしたものです。フローダイアグラムは、その後のハザード分析を実施する基礎となりますので、もれなく正確に作成しなければなりません。

(2) フローダイアグラムを作成する際には、すべての段階の順序、アウトソース（外注）した工程、原材料などがフローに入る箇所、再加工・再利用が行われる箇所、製品・副産物・廃棄物をリリースまたは除去する箇所などを明確にします。詳細に記載することで、ハザード分析の際にハザードの見落としが防げます。

手順❺　フローダイアグラムの現場確認

手順❹で作成したフローダイアグラムですが、机上の確認だけでは不

第12章　食品安全衛生管理

十分です。実際の現場の状況と比較し、順序が正しいか、見落としている工程がないかを確認（検証）します。現場確認を行うと、実際に行われていることと異なった事象が発見されることがよくあります。正確なフローダイアグラムを作成するためにも、しっかりと検証することが必要です。

手順❻　ハザード分析の実施【原則1】

(1)　手順❷〜❺によって得られた情報をもとに、ハザード分析を実施します。ハザード分析は、原材料の受入れから製品の出荷または顧客に引き渡されるまでのすべての工程を対象に、想定されるすべてのハザードを抽出し、評価することで、管理手段を決定する作業につなげていきます。

(2)　ハザード分析の際には、まず可能性のあるハザードを列挙し、その後そのハザードの「健康への悪影響の重大さ」と「その起こりやすさ」を評価することで、HACCP プランまたは OPRP でコントロールすべき重要なハザードを絞りこみます。PRP がしっかりと管理していて、発生頻度が極めて低いと考えられるハザードは重要なハザードから外し、重要なハザードを管理する管理手段を特定します。

(3)　ハザード分析の際に注意すべきことは、できるだけ具体的にハザードを洗い出すということです。よく「病原性微生物の増殖」「異物の混入」などと洗い出されているケースがありますが、病原性微生物とは具体的に何なのか（芽胞菌か、非芽胞菌か）、異物とは具体的に何なのか（金属なのか、ガラスなのか）をはっきりさせると、それを制御する管理手段が明確に設定できるようになります。

手順❼　重要管理点（CCP）の決定【原則2】

(1)　手順❻で明らかになった重要なハザードに対する管理手段が PRP では管理できないことを確認したうえで、その管理手段のうち CCP としてモニタリングして管理すべきものを分類・決定します。

(2)　CCP の決定は、コーデックス委員会で示されている「ディシジョンツリー（決定樹）」（図 12-2）を使用することで促進されます。この「ディシジョンツリー」による判定の結果、ある工程でしか当該ハザードを管理できない、もしくは、ある工程以降には当該ハザー

図 12-2　ディシジョンツリー

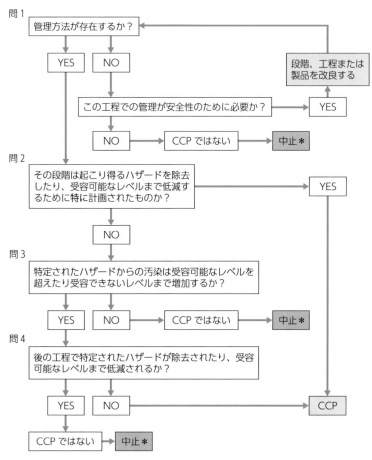

問1　管理方法が存在するか？

YES　　NO

この工程での管理が安全性のために必要か？　　YES　　段階、工程または製品を改良する

NO　→　CCP ではない　→　中止＊

問2　その段階は起こり得るハザードを除去したり、受容可能なレベルまで低減するために特に計画されたものか？　　YES

NO

問3　特定されたハザードからの汚染は受容可能なレベルを超えたり受容できないレベルまで増加するか？

YES　　NO　→　CCP ではない　→　中止＊

問4　後の工程で特定されたハザードが除去されたり、受容可能なレベルまで低減されるか？

YES　　NO　　CCP

CCP ではない　→　中止＊

（＊）次のハザードに進む

出典：食品衛生の一般原則（General Principles of Food Hygiene CAC/RCP 1 -1969, Rev. 4-2003)

ドを管理する方法がない場合、その工程が CCP となります。

(3)　CCP は「ハザード制御の最後の砦」と言い換えることができ、そのポイントをモニタリング（監視）することで、製品の安全性を確保するということになります。

手順❽　妥当性確認された許容限界（管理基準）の設定【原則3】

手順❼で設定した CCP の管理が許容できるか判断する基準を「許容

限界（管理基準、CL：Critical Limit）」といいます。CL は、その工程での食品安全を確保するうえでの限界値であり、CL を逸脱しないように管理する必要があります。例えば、病原性微生物の制御のための殺菌工程が CCP となっていた場合、しかるべき殺菌時間および温度の値が CL となります。

　CL は、科学的根拠に基づき設定する必要があり、もし逸脱した場合に速やかに改善措置❿を実施しなければなりません。

手順❾　CCP のモニタリング方法の設定【原則4】

⑴　手順❽で CCP ごとに設定される CL を逸脱していないかを確認するためにモニタリング（監視）を行います。モニタリングは、例えば自記温度計のように連続的に実施するもの、特定の時間ごとに目視で確認するものなど、CCP の CL の設定、CL に設定したパラメーターの変動性などに応じてさまざまな頻度・方法がありますが、CL からの逸脱があった場合、即時の対応が可能となるよう、高い頻度で監視するしくみにします。

⑵　モニタリングを担当する要員は、HACCP システムや対応するモニタリング方法に対して十分な教育訓練を受け、その重要性を十分認識した者であることが必要です。

手順❿　CCP が許容限界（CL）を逸脱した際にとるべき改善措置の設定【原則5】

　手順❾で設定したモニタリング方法で CL の監視を行いますが、CL を逸脱した場合、どのように処置を行うのかを設定しておくことが必要です。CL を逸脱した場合、逸脱していた間に製造された製品をどのように処置するのか（安全でない可能性がある製品の管理）、そもそもなぜ CL を逸脱したのか原因を究明し、それを排除して再発防止の手順（是正処置）を明確にしておきます。さらに、HACCP システムの見通しが必要かについても考えます。

手順⓫　HACCP プランの妥当性確認および検証方法の決定【原則6】

⑴　手順⓫は、細分すると、①この HACCP プランどおりに製造したら安全な食品が製造されるかの HACCP プラン実施前の確認（妥当性確認、Validation）、② HACCP システムは意図したとおり機能しているかの確認（Verification）、③さらに半年や1年ご

とのHACCPシステムの見直し（Review）に大別されます。妥当性確認では、設定したCLでハザードが低減または排除されるか科学的データに基づき確認します。

(2)　手順❾でのモニタリングはCCPの管理状態をリアルタイムに監視することでしたが、検証ではCCPの管理システムおよびHACCPシステム全体をチェックする活動となります。

(3)　CCPが殺菌工程であった場合、具体的な検証としては、モニタリング記録および改善措置記録等の確認、製品の微生物検査による殺菌工程の効果確認、殺菌工程の温度計の校正、モニタリング要員の力量の再確認といったことがあげられ、これらを通じてシステムが適切に機能しているか、十分な能力が確保されているかを確認することになります。

(4)　HACCPシステム全体のチェックには、消費者クレームや法違反原因のレビューなどが含まれます。

手順⓬　文書および記録の管理方法の決定【原則7】

(1)　HACCPシステムは文書として"見える化"することで誰もが理解できる標準化されたシステムになります。文書化の対象としては、前述した一般的衛生管理プログラムはもちろんのこと、HACCPチームメンバーと役割分担、製品特性等を表した製品説明書、フローダイアグラム、ハザード分析結果、HACCPプラン、CCP/CLの設定根拠、HACCPプランの改訂記録といったものが該当します。

(2)　一般的衛生管理プログラムの活動結果、CCPのモニタリング結果、逸脱時の対応結果（改善措置の結果）、検証結果などは、記録として維持することが必要です。

12-3 食品安全マネジメントシステム

ISO 22000

　1990年代後半以降、わが国では、食品衛生および品質管理を強化するためにHACCPおよびISO 9001が多くの食品関連企業で採用されました。ISO 9001は、製品品質に関する国際的なマネジメントシステム規格であり、P（計画）D（実施）C（確認）A（改善）サイクルを基本とした継続的改善の考え方をもつ経営管理ツールです。

　企業は、食品安全の予防管理手法であるHACCPとPDCAサイクルを基礎としたISO 9001をうまく活用し、独自の食品安全・品質管理のしくみを構築しました。そのようななか、2005年に登場したのが、ISO 22000です。ISO 22000は、食品安全のためのマネジメントシステムであり、HACCPシステムをISO 9001のマネジメントシステムで管理する画期的な規格として脚光を浴びました（図12-3）。

　ISO 22000の特徴は、フードチェーンのあらゆる組織に適用できる食品安全マネジメントシステムであるということです。HACCPシステムは、食品製造を中心に考え方が構成されていますが、ISO 22000はあらゆる食品産業およびそこにサービス（装置、洗浄剤、包装材料等）を提供する業者で導入できます。また、CCPの他にOPRPという管理手段を採用するなど、汎用性への工夫がみられます。

FSSC 22000

　近年、クローズアップされているのが、GFSI（Global Food Safety Initiative）の存在です。GFSIは国際的なフードチェーンに参加して

図 12-3　ISO 22000 における二つのレベルの PDCA サイクルの図示

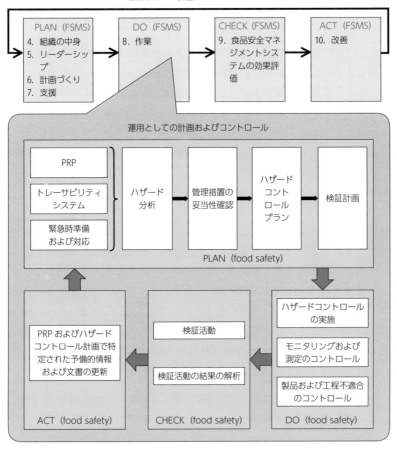

いるメーカー、流通、小売り業者等からなるグループであり、グローバルサプライチェーンにおける食品の安全性向上、食品安全マネジメントシステムの継続的改善の推進を目的として活動しており、独自に策定したベンチマーク要求事項を基に、世界の食品安全規格を承認しています。

　GFSI 承認規格の認証を得た組織は、十分な食品安全管理能力があるとみなされます。そのため、顧客などによる二者監査の回数が少なくなることもあり、コストの削減とリスクの低減につながります。

　GFSI に承認された規格の一つが FSSC 22000 です。

ISO 22000 と FSSC 22000 の関係

ISO 22000 は食品安全マネジメントシステムの国際規格として発行されましたが、前提条件プログラムの記載内容が十分でない等の理由から、GFSI から承認されませんでした。GFSI の要求を満たすと承認された規格は、2021 年 9 月末現在、JFS-C 規格、ASIAGAP、BRC、Global Aquaculture Alliance Seafood、CANADA GAP、GLOBAL GAP、GRMS（Global Red Meat Standards）、Primus GFS、IFS、SQF（Safe Quality Foods）、Fresh Care および FSSC 22000 があります。

わが国における GFSI の承認スキームを有する団体となるために、一般財団法人食品安全マネジメント協会と一般財団法人日本 GAP 協会が発足しており、JFS-C と ASIAGAP は GFSI に承認されたスキームです。

各 GFSI 承認規格は GFSI のベンチマーク要求事項を満たしつつ、独自の要求事項を追加して規格を作成しています。例えば、FSSC 22000 は ISO 22000：2018 に、PRP として ISO/TS 22002-1 または ISO/TS 22002-4 を組み合わせ、さらに FSSC 22000 独自の要求事項（製品リコールや食品防御）から構成されている規格となっています。

> ISO 22000 ＋ PRP 規格(ISO/TS 22002-1 等)＋追加要求事項（食品防御、食品偽装の軽減など）＝ FSSC 22000

FSSC 22000 では、小売りおよび卸売、ケータリング、食品製造、食品容器包装製造、動物用飼料製造、農場、輸送および保管、バイオケミカルの製造といったセクターが対象になっています（章末「参考資料」参照）。

12-4 食品防御と食品偽装

食品防御

　食品防御について、食品安全委員会が公表している用語集は、「人の健康や食品に悪影響を及ぼす病原微生物、毒物、金属片等の異物の意図的な混入から、国民や食品を守るための対策」と、また、世界的な食品の小売・製造大手による世界的な集まりである世界食品安全会議（Global Food Safety Initiative：GFSI）は、「汚染や供給の失敗につながるイデオロギー的な動機による攻撃を含む、あらゆる形態の悪意のある攻撃からの飲食物とそのサプライチェーンのセキュリティ」と食品安全委員会より範囲を広げた定義をしています。

　意図的な毒物や異物の混入は昔からありましたが（表12-1）、食品業界に対する攻撃としては受け止められず、個々の企業や個人を対象にした犯罪として考えられてきました。こうした状況が一変したのは1984年から1985年にかけて発生したグリコ・森永事件でした。一連の事件では、毒物入りの食品に「どくいりきけん　たべたら　しぬで」と表示された紙が貼付されていたため実際に食べて被害を受けた人はいませんでしたが、攻撃対象とされた企業への影響は大きく、対象企業だけでなく食品業界全体として大きな影響を受けました。

流通食品毒物混入防止法

　この事件を契機として、1987年に、毒物の混入等を防止するための措置等を定めるとともに、流通食品に毒物を混入する等の行為を処罰するため、「流通食品への毒物の混入等の防止等に関する特別措置法」（流通食品毒物混入防止法）が公布されました。この法律では、❶製造業者

表 12-1　主な毒物混入事件

発生年	事案概要
1961	名張毒ぶどう酒事件（5名死亡）
1984	グリコ・森永事件——小売店の商品に青酸カリを混入
1985	パラコート事件（13名死亡・模倣34件）——農薬をジュース類に混入、主に自販機
1998	和歌山県のヒ素カレー事件(67名搬送、4名死亡)——亜ヒ酸をカレーに混入、カレーCM自粛、模倣犯多数発生
1998	アジ化ナトリウム混入事件——お茶等に混入、5件の模倣犯罪
2008	ペットボトルに除草剤・殺虫剤を混入（4件）
2008	中国産の冷凍餃子に高濃度の殺虫剤メタミドホスを混入
2008	中国産の冷凍さばに殺虫剤ジクロルボスを混入
2008	中国産の冷凍インゲンに高濃度の殺虫剤ジクロルボスを混入
2008	和菓子に殺虫剤を混入（犯人自殺）
2012	ペットボトルに硫酸タリウムを混入（同僚5名が重症）
2012	小学校3校の学校給食の食材にタバコを混入、犯人逮捕
2013	冷凍食品への農薬混入——冷凍食品に農薬のマラチオンを混入

資料：フードディフェンス対策委員会編集『フードディフェンス対策と食品企業の取り組み事例』日本規格協会、2013年をもとに作成。

等は、流通食品への毒物の混入等があったことを知ったときは、直ちにその旨を警察官または海上保安官に届け出なければならないこと（第4条）、❷製造業者等は、流通食品への毒物の混入等に関する犯罪の捜査が円滑に行われるよう、捜査機関に対し、必要な協力をしなければならないこと（第5条）、❸警察官または海上保安官は、流通食品への毒物の混入等があった場合は、その旨を関係行政機関に通報するものとすること（第6条）、などが定められています。意図的な毒物混入が発生した場合、企業が単独で対応することは困難であり、まず当局への通報を優先しなければなりません。

その後、食品に対する意図的な汚染で社会的に注目された事件として冷凍餃子へのメタミドホスの混入（2008年）、冷凍食品への農薬混入（2013年）があります。これらの事件発生の際、製造業者からの報告の遅れにより早期対応ができなかった反省から、「食品等事業者が実施すべき管理運営基準に関する指針（ガイドライン）」の改正が行われました。いずれも「第2　食品取扱施設等における衛生管理」の「13　情報の提供」に関する部分で、2008年の改正では、製造した食品等に関する消費者からの健康被害等の情報について、保健所等へ速やかに報告することが追加され、2014年の改正では、消費者等から、製造した食品等にかかる異味または異臭の発生、異物の混入その他の苦情であって健康被害につながるおそれが否定できないものを受けた場合には、保健所等へ速やかに報告することが追加されました。いずれも当局への速やかな情報提供を促す内容となっており、食品防御においては企業単独で対応するのではなく当局との連携を促す内容となっています。なお、これらの内容は、2015年の食品衛生法改正に伴い食品衛生法施行規則別表第17に引き継がれています。

農林水産省報告書

　冷凍食品への農薬混入を受けた農林水産省による「『食品への意図的な毒物等の混入の未然防止等に関する検討会』報告書」（2014年）では、❶苦情への対応や商品回収を含む危機管理に関する問題、❷責任の所在や情報の共有等食品事業者のガバナンス、❸従業員によると思われる農薬混入を未然に防げなかった点を課題にあげ、対策として、①食品防御の概念を理解し、取組みの必要性に気づくことによる意識向上、②自分の職場、自社製品への愛情を深め、意図的な混入の原因をつくらないようにするとともに、事件への予兆と考えられる事象を把握し、調査等によって適切に対応し、意図的な混入をしたいと自社の関係者に思わせない職場の風土づくり、③従業員との信頼関係を構築することを基本にそれぞれの食品事業者に最適な技術的対策を講じることによる意図的な混入が実行し難い環境づくりを示しています。各事業所において諸条件を勘案しながら、意図的な攻撃に対する脆弱性や対策の効果等を分析し、自身が弱いところや効果的な対策ができるところを優先して、計画的に

対策を講じることが重要であり、防犯カメラの設置数などによって一概に達成状況が判断できるものではないとしています。

国際的な動向

　食品防御は、GFSI でも取り上げられ、GFSI が一定の基準を満たしているとして承認するスキームの必須要求事項になっています。承認スキームの一つである FSSC 22000 が食品企業に対する要求事項の一部として採用している ISO 22002 シリーズ「食品の安全に関する前提条件プログラム」では、一般要求事項として、製品に対するサボタージュ、破壊行為、またはテロリズムの潜在的な行為による危害要因を評価し、適切な予防手段を講じなければならないとしています。具体的な要求事項については、施設の中での潜在的に注意を要する区域について、識別し、地図に示し、アクセス管理しなければならないとしており、リスクの高い区域へのアクセス管理を要求事項としています。さらに推奨事項として、この対応として、鍵、電子カード・キー、または他のシステムの使用によって物理的に制限されることが望ましいとしています。
　FSSC 22000 では食品防御の実施に関するガイダンス文書を公表しており、作業方法として以下の作業方法を推奨しています。
　(1)　食品防御チームを設置する。
　(2)　脅威評価を実施し、潜在的脅威および脆弱性を特定し、評価する。
　(3)　釣り合いのとれた管理策を特定し、選択する。
　(4)　食品安全マネジメントシステムによって支援されている食品防御計画の中で、脅威評価、管理手段、検証およびインシデント管理手段を文書化する。
　(5)　効果的な教育・訓練およびコミュニケーション戦略を開発し、食品防御計画を実施する。

食品偽装

食品偽装について、わが国では原材料や原産地等について虚偽の表示

を行うことが代表的な偽装と考えられることが多いようです。しかし、海外では 19 世紀に加工食品の商業的生産が本格化した当初からたびたび食品偽装が行われ、なかには食品の安全・衛生面に影響を及ぼすような偽装も行われ、対策が問題となっていました。最近の例では、2008 年に発生した中国における乳や飼料へのメラミン添加による加工食品へのメラミン混入、2013 年にヨーロッパで起こった馬肉スキャンダルがあげられます。

食品偽装防止の国際動向

　乳製品へのメラミン混入の事案で健康被害が発生したことから、GFSI では食品企業に対し、食品偽装（Food Fraud）を防止するための対応を求めています。2017 年 2 月に公表された「GFSI ガイダンス文書 第 7 版」では食品偽装を「消費者の健康に影響のある、経済的利益を目的とする製品に関する計画的かつ意図的な代替、添加、改竄又は食品若しくは食品の原材料に関する不正表示、容器包装、表示、製品情報又は虚偽の若しくは誤解を招く表現に関する総合的な用語」と定義し、食品企業に対し、食品偽装に対する脆弱性の評価を行い、食品偽装防止計画を作成し、実施することを求めています。GFSI のガイダンス文書には掲載されていませんが、検討過程における食品偽装の例を表 12-2 に示します。この内容は、2020 年 2 月に公表された「GFSI ガイダンス文書 2020」に引き継がれています。

　GFSI のスキーム承認条件であるガイダンス文書に食品防御が盛り込まれたことから、承認スキームの一つである FSSC 22000 でも食品および飼料について同様の定義を行うとともに、要求事項として組織における食品偽装に対する脆弱性評価を行い、適切なコントロール手段を講じることを求めています。なお、わが国における FSSC 22000 の認証は 2021 年 9 月現在で 2,800 件を超えており、食品安全マネジメントシステムのなかで食品偽装対策を行う組織も増えています。

表 12-2　食品偽装の例

種別	内容
すり替え	一つ以上の原材料を安価な原材料に置き換えること
隠蔽	損傷や不良を隠すために物質を添加すること
闇市場の生産、盗品、目的外使用	意図された規制に沿った「より安全な」経路を経ずに適法な製品を流通させること
誤表示	書き換えられた表示
認められない増量・強化	最終製品の成分の偽装、混ぜ物
偽造	模倣・模造、容器包装に描かれた本物の商品が容器包装内の製品と同一ではないこと
希釈	製品の濃度を下げる物質の添加、利益の増加

資料：GFSI, Position on Food Fraud Prevention（2014 年 2 月）.

わが国の動向

　わが国では食品偽装に対して、以下の制度が法令により運用されています。

　食品の原産地や原料原産地の虚偽表示に対しては、従来、JAS 法に基づく表示制度の下で違反業者名の迅速な公表を可能にする制度改正、罰則の大幅強化が図られており、現在は食品表示法に引き継がれています。また、外観だけでは品種や産地の違いを判別することが難しい米や野菜について DNA 判別等による品種・産地判別技術の開発が進められています。

　牛肉については、牛トレーサビリティ法に基づき、わが国で飼養されるすべての牛を個体識別番号により情報管理し、牛の生産から牛肉の流通・消費の各段階で個体情報が記録・伝達されるための制度が義務づけられています。個体識別番号は消費者にも伝達され、消費者が独立行政法人家畜改良センターの牛個体識別台帳と照合することで産地等の情報が真実であるかを確かめることができます。また、米については、米ト

レーサビリティ法に基づき米穀およびその加工品・調整品について、必要なときにその流通経路を迅速に解明できるようにするとともに、米穀を原材料とする飲食料品について原料米の原産地情報伝達が義務づけられており、政府や消費者による監視が効率よく行える制度が実施されています。

　組織内の偽装を防ぐためには、組織内におけるトレーサビリティシステムの導入を図るとともに、仕入れと出荷の数量照合などにより不正が行われていないか、内部監査等の機会を活用してチェックを行うことも有効です。これらの対応は食品防御の対策でも求められているもので、食品防御、食品偽装への対応を合わせて行うシステムも可能と考えられます。さらに重要なことは、不正を許さないという経営トップの明確な意識のもとに、組織内の要員の一人ひとりがしっかりとした倫理観をもち、組織内の不正を見逃さない、許さない雰囲気を定着させることです。このためには、組織の安全文化を確立するとともに内部告発者を保護するシステムを構築することも必要です。

ISO 22000：2018　目次

FSSC 適用範囲と基準文書

カテゴリ	サブカテゴリ	説明	基準文書
A	AI	肉／乳／卵／蜂蜜のための畜産	ISO 22000、ISO/TS 22002-3 FSSC 22000追加要求事項
	AII	魚及び海産物の養殖	ISO 22000、ISO/TS 22002-3 FSSC 22000追加要求事項
C	CI	腐敗しやすい動物性製品の加工	ISO 22000：2018、ISO/TS 22002-1：2009 FSSC 22000追加要求事項
	CII	腐敗しやすい植物性製品の加工	ISO 22000：2018、ISO/TS 22002-1：2009 FSSC 22000追加要求事項
	CIII	傷みやすい動物性及び植物性製品の加工（混合製品）	ISO 22000：2018、ISO/TS 22002-1：2009 FSSC 22000追加要求事項
	CIV	常温保存製品の加工	ISO 22000：2018、ISO/TS 22002-1：2009 FSSC 22000追加要求事項
D	DI	飼料の製造	ISO 22000：2018、ISO/TS 22002-6：2016 FSSC 22000追加要求事項
	DIIa	ペットフードの製造（犬・猫専用）	ISO 22000：2018、ISO/TS 22002-1：2009 FSSC 22000追加要求事項
	DIIb	ペットフードの製造（犬・猫以外のペット用）	ISO 22000：2018、ISO/TS 22002-6：2016 FSSC 22000追加要求事項
E	EI	ケータリング	ISO 22000：2018、ISO/TS 22002-2：2013 FSSC 22000追加要求事項
F	FI	小売／卸売	ISO 22000：2018、BSI/PAS 221：2013 FSSC 22000追加要求事項
G	GI	傷みやすい食品及び飼料の輸送及び保管サービスの提供	ISO 22000：2018、NEN/NTA 8069：2016 FSSC 22000追加要求事項
	GII	常温保存食品及び飼料の輸送及び保管サービスの提供	ISO 22000：2018、NEN/NTA 8069：2016 FSSC 22000追加要求事項
I	I	食品包装及び包装材の製造	ISO 22000：2018、ISO/TS 22002-4：2013 FSSC 22000追加要求事項
K	K	生化学製品の製造	ISO 22000：2018、ISO/TS 22002-1：2009 FSSC 22000追加要求事項

組織に対する追加要求事項の概要

追加要求事項	説明	項目
1 サービスの管理及び購買材料	a) ISO 22000：2018の7.1.6に加えて、組織は、食品安全の検証および／または妥当性確認に外部の試験所分析サービスを使用する場合、それらが妥当性確認された試験方法およびベストプラクティスを用いて、正確で再現性のある結果を生成する能力のある試験所（該当する場合には、内部および外部の試験所を含む）によって実施されることを確実にしなければならない。（例えば、習熟度試験プログラム、規制承認プログラムに参加して合格、またはISO17025のような国際規格に従って認定） b) フードチェーンのカテゴリ C、D、I、G および K については、ISO 22000：2018の7.1.6項に次の追加要求事項が適用される。組織は、製品がまだ指定された要求事項に適合していることを確認し、供給者が評価されていることを確認するために、緊急時の調達のための文書化された手順を有していなければならない。 c) ISO/TS 22002-1: 2009 9.2項に加え、組織は、禁止物質（医薬品、動物用医薬品、重金属、農薬など）の管理対象となる動物、魚介類及び水産物の調達に関する方針を有していなければならない。 d) フードチェーンのカテゴリ C、D、I、G 及び K については、ISO/TS 22002-1の9.2項、ISO/TS 22002-4の4.6項、ISO/TS 22002-5の4項に次の追加要求事項が適用される。組織は、食品安全、法的要求事項および顧客要求事項への継続的な適合を確実にするために、製品仕様のレビュープロセスを確立し、実施し、維持しなければならない。	
2 製品のラベリング	ISO 22000：2018の8.5.1.3に加えて、組織は、最終製品に、アレルゲン及び顧客固有の要求事項を含む、販売先に予定されている国の該当するすべての適用可能な食品安全（アレルゲンを含む）の法令・規制要求事項に従ってラベル貼付されることを確実にしなければならない。製品にラベル表示されていない場合、顧客または消費者による食品の安全な使用を確実にするために、関連するすべての製品情報が利用可能となるようにしなければならない。	
3 食品防御	3.1 脅威の評価 組織は、次のための文書化した手順を備えていなければならない：	a) 潜在的脅威を特定し、評価するための脅威評価を実施する； b) 重大な脅威の軽減方策を開発及び実施する。

280

追加要求事項	説明	項目
	3.2 計画書	a) 組織は、組織のFSMS適用範囲内のプロセス及び製品を対象にした、軽減方策を規定した食品防御計画書を備えていなければならない。 b) 食品防御計画書は、組織のFSMSで裏付けなければならない。 c) 計画書は、適用される法令に適合し、最新の状態に維持しなければならない。
4 食品偽装の軽減	4.1 脆弱性評価 組織は、次のための文書化した手順を備えていなければならない:	a) 潜在的脆弱性を特定し、評価するための食品偽装評価を実施する; b) 重大な脆弱性の軽減方策を開発および実施する。
	4.2 計画書	a) 組織は、組織のFSMS適用範囲内のプロセスおよび製品を対象にした、軽減方策を規定した食品偽装軽減計画書を備えていなければならない。 b) 食品偽装軽減計画書は、組織のFSMSで裏付けなければならない。 c) 計画書は、適用される法令に適合し、最新の状態に維持しなければならない。
5 ロゴの使用	a) 認証された組織、認証機関および教育・訓練組織は、組織の印刷物、ウェブサイトおよび他の販売促進資料など、マーケティング活動だけのために、FSSC 22000ロゴを使用しなければならない。 b) ロゴを使用する場合、組織は、次の諸元に適合しなければならない: c) 認証された組織は、認証された事実を示すために、次のものにFSSC 22000ロゴ、その言明を使用すること、又はその事実に言及することは許されない:	i. 製品； ii. そのラベリング； iii. その包装（一次、二次またはその他の形式）； iv. FSSC 22000が製品、プロセスまたはサービスを承認したことを示唆するような、その他の方法
6 アレルゲンの管理（フードチェーンカテゴリC、E、FI、G、I&K)	組織は、次のものを含む、アレルゲン管理計画書を備えていなければならない。	a) アレルゲン交差汚染のすべての潜在源を網羅したリスク評価； b) 交差汚染のリスクを低減または除去するための管理手段

追加要求事項	説明	項目
7 環境モニタリング（フードチェーンカテゴリC、I&K）	組織は、次のものを備えていなければならない：	a) リスクに基づく環境モニタリングプログラム； b) 製造環境による汚染防止のためのすべての管理手段の有効性を評価するための手順書で、これには最低でも、実際の微生物およびアレルゲン管理手段の評価を含めなければならない； c) 定期的トレンド分析を含むモニタリング活動のデータ
8 製品の処方（フードチェーンカテゴリD）	組織は、動物の健康に悪影響を及ぼすおそれのある栄養素を含む成分の使用を管理するための手順を備えていなければならない。	
9 輸送及び配達（フードチェーンカテゴリF、I）	組織は、汚染の可能性が最小限にとどまるような条件下で製品が輸送され、配達されることを確実にしなければならない。	
10 保管及び倉庫管理（全てのフードチェーンカテゴリ）	a) 組織は、先入れ先出し（FIFO）要求事項と併せて、使用期限順先出し（FEFO）の原則を含む手順と特定の在庫回転システムを確立し、実施し、維持しなければならない。 b) ISO/TS 22002-1: 2009の16.2項に加えて、組織は、製品の冷却または凍結に関連して、と畜後の時間および温度を定義する特定の要求事項を定めていなければならない。	
11 交差汚染を防止するためのハザード管理および対策（フードチェーンカテゴリCおよびI）	a) フードチェーンカテゴリIについては、ISO 22000：2018の8.5.1.3項に次の追加要求事項が適用される。 ・組織は、包装が食品に機能的効果を付与または提供するために使用されている場合（例えば、保存期間の延長）に、所定の要求事項を備えていなければならない。 b) フードチェーンのカテゴリC、Iについては、ISO/TS 22002-1: 2009の10.1項に加え、以下の要求事項が適用される。 ・組織は、動物が人間の消費に適したものであることを保証するために、（と畜場における）係留場所および/または内臓摘出時の検査プロセスのための特定の要求事項を有していなければならない。	

追加要求事項	説明	項目
12 PRP検証（フードチェーンカテゴリC、D、G、I、K）	フードチェーンカテゴリC、D、G、I、Kについては、ISO 22000：2018の8.8.1項に次の追加要求事項が適用される。 ・組織は、食品の安全性を確保するために、サイト（内部および外部）、生産環境、加工設備が適切な状態に維持されていることを確認するための、定期的な（例えば、毎月のような）現場検査/PRPチェックを確立し、実施し、維持しなければならない。現場検査/PRPチェックの頻度と内容は、定義されたサンプリング基準をもつリスクに基づいたものであり、関連する技術仕様書にリンクされていなければならない。	
13 製品開発（フードチェーンカテゴリC、D、E、F、I、K）	安全で合法的な製品を確実に生産するために、新製品や製品または製造工程の変更について、製品設計および開発手順を確立し、実施し、維持しなければならない。これには、次のことを含めなければならない。	a) 新たに導入された食品安全上のハザード（アレルゲンを含む）を考慮に入れたFSMSへの変更の影響の評価およびそれに応じたハザード分析の更新 b) 新製品と既存製品・プロセスのプロセスフローへの影響の検討 c) リソースとトレーニングの必要性 d) 設備とメンテナンスの要件 e) 製品の配合およびプロセスが安全な製品を生産し、顧客要求事項を満たすことができるかどうかを検証するために、生産試験やシェルフライフ試験を実施する必要性
14 健康状態（フードチェーンカテゴリD）	ISO/TS 22002-6の4.10.1項に加え、組織は、従業員の健康が飼料生産業務に悪影響を及ぼさないことを保証する手順をもたなければならない。 操業国の法的制限を条件として、文書化された危険性または医学的評価がそうでないことを示さない限り、従業員は、飼料との接触作業に従事する前に健康診断を受けなければならない。許可されている場合には、必要に応じて、組織が定める間隔で追加の健康診断を実施しなければならない。	
15 マルチサイト認証の組織に対する要求事項（フードチェーンカテゴリA、E、FI、G）	中央機能と内部監査の要求事項がある（詳細は割愛）。	

第13章

食品安全関連法令

食品の安全を担保するための現在の制度の基本は食品衛生法です。しかし、食品の安全性にかかわる事案が発生するたびに制度を充実させてきた経緯があり、食品衛生法以外にも多くの制度が食品の安全性にかかわっています。

食品安全衛生に関連した主な法律等

食品安全基本法

■制定の経緯

□食品安全基本法は、2001 年 9 月にわが国で初めて BSE（牛海綿状脳症）の患畜が発見され、その後、「食」の安全性に対する信頼が大きく揺らいだことを受け、

① 食品の安全性の確保に関する基本原則の確立

② リスク分析に関する基本指針の確立

③ 消費者の保護を基本とした新しい行政組織の構築

を目的として 2003 年に公布されました。

■目的

□食品の安全性の確保に関し、基本理念を定め、関係者の責務および役割を明らかにするとともに、施策の策定に係る基本的な方針を定めることにより、食品の安全性の確保に関する施策を総合的に推進することを目的としています（第 1 条）。

■基本理念

□基本理念は次の 3 点に基づいて、食品の安全性の確保のために必要な措置を講じることとしています。

① 国民の健康の保護が最重要（第 3 条）

② 食品供給行程の各段階での措置（第 4 条）

③ 国際的動向・国民の意見に配慮しつつ、科学的知見に基づく（第 5 条）

■国、地方公共団体、食品関連事業者の責務および消費者の役割

国	基本理念にのっとり、食品の安全性の確保に関する施策を総合的に策定・実施すること	第6条
地方公共団体	基本理念にのっとり、国との適切な役割分担を踏まえ、施策を策定・実施すること	第7条
食品関連事業者	基本理念にのっとり、 －食品の安全性の確保について一義的な責任を有することを認識し、必要な措置を適切に講ずること －正確かつ適切な情報の提供に努めること －国等が実施する施策に協力すること	第8条
消費者	食品の安全性確保に関し知識と理解を深めるとともに、施策について意見を表明するように努めることによって、食品の安全性の確保に積極的な役割を果たすこと	第9条

■食品関連事業者とは

肥料、農薬、飼料、飼料添加物、動物用の医薬品その他食品の安全性に影響を及ぼすおそれがある農林漁業の生産資材、食品（その原料または材料として使用される農林水産物を含む。）若しくは添加物または器具若しくは容器包装の生産、輸入または販売その他の事業活動を行う事業者（第8条）

■リスク分析

□リスク分析は「リスク評価」「リスク管理」「リスクコミュニケーション」の三つの要素からなります。

① リスク評価（食品健康影響評価）

食品中に含まれるハザードを摂取することによって、どのくらいの確率でどの程度の健康への悪影響が起きるかを科学的に評価することです（第11条）。リスク評価は、化学物質や微生物等の要因ごとに行われ、食品安全委員会の第一義的な役割となっています。リスク評価の結果に基づき、食品の安全性の確保のために講ずべき施策について、内閣総理大臣を通じて関係各大臣に勧告を行うことができます。

② リスク管理

リスク評価の結果を踏まえて、すべての関係者と協議しながら、技術的な実行可能性、費用対効果、国民感情など様々な事情を考慮

したうえで、リスクを低減するための適切な政策・措置（規格や基準の設定など）を決定、実施することであり、厚生労働省、農林水産省、消費者庁などにより実施されます。

③ リスクコミュニケーションについては、第1章をご参照ください。

■緊急時の対応その他

□食品安全基本法では、緊急時において、政府全体として危害の拡大や再発防止に迅速かつ適切に対応するため、国の内外からの情報により、事態を早急に把握し、関係各省への迅速な対応の要請や国民に理解しやすい情報の提供等を行うこと（第14条）、食品安全委員会の組織や運営に関すること（第22条～第38条）などが規定されています。

食品衛生法

■目的

□食品衛生法は、1947年の公布以来、多くの改正を重ねてきていますが、近年では、食品安全基本法の制定に合わせ、法律の目的を含めた2003年の改正、食をとりまく環境の変化や国際化等に対応した2018年の改正が大きなものです。2003年の改正では、食品衛生法の目的に、「食品の安全性の確保のために公衆衛生の見地から必要な規制その他の措置を講ずることにより、飲食に起因する衛生上の危害の発生を防止し、もって国民の健康の保護を図ること」と、国民の健康の確保が明記されました（第1条）。

■国および地方自治体の責務

□国および地方自治体は、食品衛生に関する正しい知識の普及、情報の収集、整理、分析および提供、研究の推進、検査能力の向上、人材の養成および資質の向上を図ります（第2条第1項）。

□さらに、国は、輸入される食品等についての検査の実施を図るための体制を整備し、国際的な連携を確保するために必要な措置を講ずるとともに、地方自治体に対し責務が十分に果たされるように必要な技術的援助を与えます（第2条第2、3項）。（図13-1）

図 13-1　国および地方自治体の責務

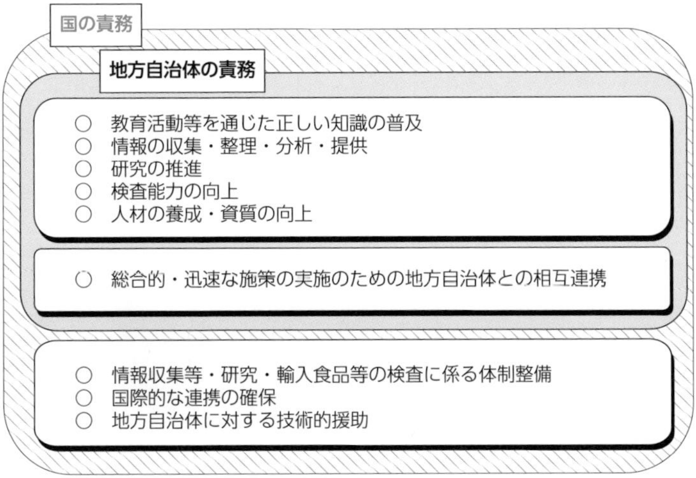

```
┌─────────────────────────────────────────────────┐
│ 国の責務                                          │
│  ┌───────────────────────────────────────────┐  │
│  │ 地方自治体の責務                             │  │
│  │  ┌─────────────────────────────────────┐  │  │
│  │  │ ○ 教育活動等を通じた正しい知識の普及   │  │  │
│  │  │ ○ 情報の収集・整理・分析・提供         │  │  │
│  │  │ ○ 研究の推進                          │  │  │
│  │  │ ○ 検査能力の向上                      │  │  │
│  │  │ ○ 人材の養成・資質の向上              │  │  │
│  │  └─────────────────────────────────────┘  │  │
│  │  ┌─────────────────────────────────────┐  │  │
│  │  │ ○ 総合的・迅速な施策の実施のための      │  │  │
│  │  │   地方自治体との相互連携              │  │  │
│  │  └─────────────────────────────────────┘  │  │
│  └───────────────────────────────────────────┘  │
│  ┌───────────────────────────────────────────┐  │
│  │ ○ 情報収集等・研究・輸入食品等の検査に       │  │
│  │   係る体制整備                              │  │
│  │ ○ 国際的な連携の確保                        │  │
│  │ ○ 地方自治体に対する技術的援助              │  │
│  └───────────────────────────────────────────┘  │
└─────────────────────────────────────────────────┘
```

出典：厚生労働省「図で分かる新食品衛生法の概要」（2003 年 7 月）

■食品等事業者の責務

□食品等事業者に対しては、販売食品等またはその原材料の販売を行った者の名称その他必要な情報に関する記録の作成、保存等の努力義務を課しています（第 3 条）。

□食品等事業者の努力義務のポイントは次のとおりです。

①　安全性の確保に係る知識および技術の習得、原材料の安全性の確保、販売食品等の自主検査の実施など（第 3 条第 1 項）

②　販売食品等またはその原材料の販売を行った者の名称等必要な情報の記録の作成と保存（第 3 条第 2 項）（図 13-2）

③　国、都道府県等への記録の提供、危害の原因となった販売食品等の廃棄など（第 3 条第 3 項）

■食品等事業者とは
食品若しくは添加物を採取し、製造し、輸入し、加工し、調理し、貯蔵し、運搬し、若しくは販売すること若しくは器具若しくは容器包装を製造し、輸入し、若しくは販売することを営む人若しくは法人または学校、病院その他の施設において継続的に不特定若しくは多数の者に食品を供与する人若しくは法人（第 3 条）。

図 13-2　食品等事業者の記録保存の努力義務

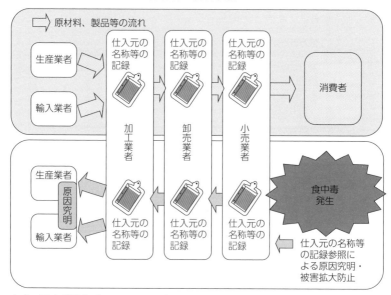

出典：厚生労働省「図で分かる新食品衛生法の概要」（2003 年 7 月）

ト ピ ッ ク ス

記録の作成・保存の努力義務が、販売を行った者の名称に限定されている理由

食品等事業者には、食品衛生法第 3 条第 2 項において、食品等事業者に対して販売を行った者（仕入れ元）の名称等の情報の記録の作成・保存の努力義務が課せられていますが、食品等事業者が販売を行った者についてはふれられていません。

これは、食品衛生法第 65 条において、厚生労働大臣が都道府県知事に対して食中毒の原因調査を求めることができるとしており、この調査を効率的に行えるようにする観点から設けられたものと考えられます。回収については食品等事業者が行うものであるため、自主的に情報の記録作成・保存が行われることを期待しています。なお、保健所等への指導指針である「食品等事業者の記録の作成および保存に係る指針（ガイドライン）」は仕入れ元とともに、販売先についても情報の記録作成・保存を指導するよう求めています。

■不衛生な食品の販売禁止

□腐敗・変敗したものまたは未熟な食品、有毒若しくは有害な物質の含有・付着またはその疑いのある食品、病原微生物により汚染またはその疑いのある食品、不潔、異物混入または添加その他の事由により人の健康を損なうおそれのある食品の販売・流通は禁止されています（第6条）。食中毒を発生させた場合、原因食品製造者に対する処分の根拠は第6条に基づいて行われます。

■特殊な方法により摂取する食品の暫定流通禁止措置

□厚生労働大臣は、一般に飲食に供されることがなかった物であって人の健康を損なうおそれがない旨の確証がないものが新たに食品として販売された場合や、一般に食品として飲食に供されている物であるが、通常の方法と著しく異なる方法（例えば錠剤への加工）により飲食に供されており、人の健康を損なうおそれがない旨の確証がないものについて、食品衛生上の危害の発生を防止するため必要がある場合には、薬事・食品衛生審議会の意見を聴いて、販売を禁止することができます（第7条）。これは、予防原則の考え方に基づくものです。

トピックス

予防原則の考え方に基づく措置

食品安全基本法第11条には食品健康影響評価を行わなくてもよい場合として「人の健康に悪影響が及ぶことを防止し、または抑制するため緊急を要する場合で、あらかじめ食品健康影響評価を行ういとまがないとき」（第11条第1項第3号）が示されています。この場合であっても「事後において、遅滞なく、食品健康影響評価が行われなければならない」（第11条第2項）とされています。これらの規定により、因果関係が明確でない場合でも、食品安全委員会は、原因と考えられる食品の販売禁止等被害の発生・拡大を防ぐための措置を求めることができます。

厚生労働省等は、食品安全委員会の答申を受け、食品衛生法第7条の規定に基づき、販売禁止等を命ずることができます。

■指定成分等含有食品による被害情報の届出

□健康被害の発生を未然に防止する見地から、特別の注意を必要とする成分等を含む食品について、人の健康に被害を生じ、または生じさせるおそれがある旨の健康被害情報を得た場合は、事業者から行政に届け出なければなりません（第8条第1項）。

■輸入食品等の一時停止措置

□厚生労働大臣は、特定の国若しくは地域において採取・製造等が行われた食品について、検査の結果、食品衛生上の危害の発生を防止するため特に必要があると認めるときは、当該食品を販売し、または販売の用に供するために、採取し、製造し、輸入し、加工し、使用し、若しくは調理することを禁止することができます（第9条）。

■輸入食品へのHACCPの義務づけ

□HACCPによる管理が必要なものとして指定された食品または添加物は、厚生労働大臣が定める国若しくは地域または施設において製造し、または加工されたものでなければ、輸入してはいけません（第11条第1項）。なお、指定された食品は獣畜および家きんの肉および臓器のみです。

■輸出国の衛生証明書添付の義務づけ

□生産地における食品衛生上の管理の状況の証明が必要であるものとして指定された食品または添加物は、輸出国の政府機関によって発行された証明書を添付したものでなければ、輸入してはいけません（第11条第2項）。なお、指定された食品は生食用のかきおよびふぐのみです。

■食品の規格基準

□厚生労働大臣は、販売の用に供する食品の製造、加工、使用、調理若しくは保存の方法に関する基準や、販売の用に供する食品若しくは添加物の成分に関する規格を定めることができます（第13条第1項）。

□基準または規格が定められたときは、その基準や規格に合わない方法による食品の製造、販売が禁止されます（第13条第2項）。

■ポジティブリスト制度

□残留農薬等に関するポジティブリスト制度では、原則、すべての農薬等について、残留基準（一律基準を含む）を設定し、基準を超えて食品中に残留する場合、その食品の販売等が禁止されます（第13条第3項）。

■容器・包装

□営業上使用する器具や容器包装は清潔でなければなりません（第15条）。有毒、有害な物質が含まれ、または付着して人の健康を損なうおそれがある器具または容器包装は、製造・販売または営業上使用してはなりません（第16条）。

□厚生労働大臣は、特定の国若しくは地域において製造等が行われた器具または容器包装について、検査の結果、当該特定の器具または容器包装に起因する食品衛生上の危害の発生を防止するため特に必要があると認めるときは、当該特定の器具または容器包装を販売し、または販売の用に供するために、製造し、輸入し、若しくは営業上使用することを禁止することができます（第17条第1項）。

□厚生労働大臣は、販売や営業上使用される器具若しくは容器包装またはこれらの原材料について規格や製造方法の基準を定めることができます（第18条第1項）。なお、乳幼児が口に入れる可能性のあるおもちゃについても第18条に基づき規格基準が定められています。

■器具および容器包装のポジティブリスト制度化

□政令で定める物質（注：合成樹脂が定められている。）を原材料とする器具および容器包装に溶出基準（人の健康を損なうおそれがないものとして定める量を含む。）を設定し、基準を超えて溶出するものはその容器包装の使用が禁止されます（第18条第3項）。

■表示

□内閣総理大臣は、販売若しくは営業上使用される器具若しくは容器包装に関する表示の基準を定めることができます（第19条第1項）。
なお、食品に関する表示については、2013年6月に制定された食品表示法に基づき、現行の食品衛生法、農林物資の規格化及び品質表示の適正化に関する法律（旧JAS法）および健康増進法にそれぞれ規定されている表示事項を一元化した食品表示基準が、2015年4月1

日に施行されました。

■監視・指導
□厚生労働大臣は、監視指導の実施に当たっての連携協力体制の整備を図るため、国、都道府県等その他関係機関により構成される広域連携協議会を設けることができます（第21条の3）。
□厚生労働大臣および内閣総理大臣は、国および都道府県等が行う食品衛生に関する監視または指導に関する指針を定めます（第22条）。
□食品等の輸入については、厚生労働大臣が、指針に基づき毎年度、国が行う「輸入食品監視指導計画」を定めます（第23条）。
□国内に流通する食品に関しては、都道府県知事等が監視指導計画を定めます（第24条）。

■輸入食品監視指導計画のポイント
□輸入食品等の重点的、効率的かつ効果的な監視指導の実施を推進し、もって、輸入食品等の一層の安全性確保を図ることを目的とします。監視指導の実施についての基本的考え方は以下のとおりです。
□厚生労働省は次のことを実施します。
　①　輸出国の生産等の段階における衛生管理対策を推進するため、わが国の食品衛生管理規制に関する情報を在京大使館、輸入者、輸出国の政府担当者および生産者等へ提供し、厚生労働省のホームページに掲載します。また、輸出国との二国間協議、現地調査、技術協力等を実施します。
　②　特定の国若しくは地域または特定の者により生産等がなされた輸入食品等について、食品衛生上の危害の発生を防止するために特に必要があると認める場合には、法第9条第1項または法第17条第1項の規定に基づく包括的輸入禁止措置を講じます。
　③　法違反を繰り返すなどの輸入者に対し、法違反の原因を改善させることを目的として指導し、必要に応じて法第60条第2項の規定に基づく輸入者の営業の禁止または停止を命じます。
　④　法違反が判明した際には、輸入時における検査の強化等の必要な措置を講ずるとともに法第69条に基づき違反事例の公表を行います。
□検疫所は次のことを実施します。
　①　法第27条の規定に基づく輸入届出、輸入届出の内容と実際の貨

物の同一性を確認する検査等により、法第 13 条第 1 項または法第 18 条第 1 項の規定に基づく食品等の規格または基準への適合性をはじめとする法への適合性について確認します。

② 多種多様な輸入食品等の安全性について幅広く監視するため、モニタリング検査を計画的に実施します。

③ 食品衛生上の危害の発生防止のため、法第 26 条第 2 項または第 3 項の規定に基づき、法違反の可能性が高いと見込まれる輸入食品等について、検査を命じます。

④ 食品等事業者の責務として輸入者の自主的な衛生管理の実施を推進するため、講習会の開催および輸入前指導の取組みを行います。

⑤ 法違反が判明した際には、輸入者に対し、廃棄、積戻しまたは食用外用途への転用の指導等の措置を講ずるとともに、再発防止策について報告を求めるなどの措置を講じます。

□輸入後の国内流通段階においては、都道府県、保健所を設置する市および特別区が監視指導を行うとともに、法違反発見時には、厚生労働省、検疫所、都道府県等は連携を図り、輸入者による回収等が適確かつ迅速に行われるよう措置を講じます。

■輸入検査

□厚生労働大臣は、食品衛生上の危害の発生を防止するため必要があると認めるときは、食品等を輸入する者に対し、厚生労働大臣または登録検査機関の行う検査を受けるべきことを命ずることができます（第 26 条第 3 項）（図 13-3）。

□命令を受けた者は、検査の結果を受けた後でなければ、当該食品等を販売してはなりません（第 26 条第 4 項）。

■食品衛生管理者

□乳製品、食肉製品、魚肉ハム、魚肉ソーセージ、その他の政令で定める食品については製造または加工を行う営業者は、その製造または加工を衛生的に管理させるため、施設ごとに、専任の食品衛生管理者を置かなければなりません（第 48 条第 1 項）。

□食品衛生管理者は、違反の防止および食品衛生上の危害の発生の防止のため、衛生管理の方法等について、営業者に対し必要な意見を述べなければなりません（第 48 条第 4 項）。

□営業者は、その施設に食品衛生管理者を置いたときは、前項の規定に

図 13-3　輸入食品の監視体制の概要

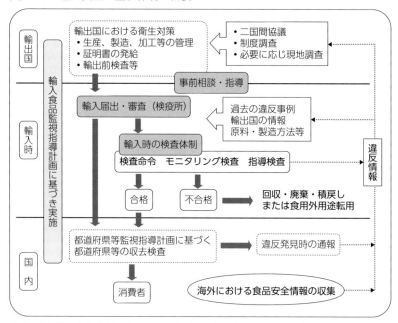

出典：「食品の安全確保に向けた取組」（厚生労働省パンフレット）を一部改変

よる食品衛生管理者の意見を尊重しなければなりません（第48条第
5項）。

■ HACCP の制度化

□厚生労働大臣は、営業用の施設の衛生的な管理その他公衆衛生上必要
　な措置について次の基準を定めます。
　・施設の内外の清潔保持、ねずみおよび昆虫の駆除その他一般的な衛
　　生管理に関すること（第51条第1項第1号）
　・食品衛生上の危害の発生を防止するために特に重要な工程を管理す
　　るための取組（HACCP）に関すること（第51条第1項第2号）
　これらの基準は食品衛生法施行規則別表第17および第18に示されて
　います（表13-1）。
□営業者は、これを遵守しなければなりません（第51条第2項）。

表 13-1　食品衛生法施行規則別表第 17 および第 18　目次

別表第17	別表第18
1　食品衛生責任者等の選任	1　危害要因の分析
2　施設の衛生管理	2　重要管理点の決定
3　設備等の衛生管理	3　管理基準の設定
4　使用水等の管理	4　モニタリング方法の設定
5　ねずみおよび昆虫対策	5　改善措置の設定
6　廃棄物および排水の取扱い	6　検証方法の設定
7　食品または添加物を取り扱う者の衛生管理	7　記録の作成
8　検食の実施	8　令第34条の2に規定する営業者
9　情報の提供	令第34条の2に規定する営業者（略）にあっ
10　回収・廃棄	ては、その取り扱う食品の特性または営業
11　運搬	の規模に応じ、1～7に掲げる事項を簡略
12　販売	化して公衆衛生上必要な措置を行うことが
13　教育訓練	できる。
14　その他	

表 13-2　HACCP の考え方を取り入れた簡略化した取組みが認められる小規模な営業者等

1　食品を製造し、または加工する営業者であって、食品を製造し、または加工する施設に併設され、または隣接した店舗においてその施設で製造し、または加工した食品の全部または大部分を小売販売するもの

2　飲食店営業（食品を調理し、または設備を設けて客に飲食させる営業をいう。）または調理の機能を有する自動販売機（容器包装に入れられず、または容器包装で包まれない状態の食品に直接接触するものに限る。）により食品を調理し、調理された食品を販売する営業を行う者その他の食品を調理する営業者であって厚生労働省令で定めるもの

3　容器包装に入れられ、または容器包装で包まれた食品のみを貯蔵し、運搬し、または販売する営業者

4　前3号に掲げる営業者のほか、食品を分割して容器包装に入れ、または容器包装で包み、小売販売する営業者その他の法第51条第1項第1号に規定する施設の内外の清潔保持、ねずみ及び昆虫の駆除その他一般的な衛生管理並びに同項第2号に規定するその取り扱う食品の特性に応じた取組により公衆衛生上必要な措置を講ずることが可能であると認められる営業者であって厚生労働省令で定めるもの

■営業の許可基準等

□都道府県は、公衆衛生に与える影響が著しい営業であって、政令で定めるものの施設につき、条例で基準を定めなければなりません（第54条）。

□営業を営もうとする者は、第54条等の基準に照らして都道府県知事の許可を受けなければなりません（第55条第1項）。

□第54条に該当しない営業を営もうとする者は、営業所の名称および所在地などの事項を都道府県知事に届け出なければなりません（第57条第1項）。

■自主回収の届出
□営業者が、法令違反の恐れがあるとして食品等を回収するときは、遅れずに、回収に着手した旨および回収の状況を都道府県知事に届け出なければなりません（第58条第1項）。

■食品衛生上の危害除去命令
□厚生労働大臣または都道府県知事は、食品衛生法の規定に違反した場合等においては、営業者等にその食品を廃棄させ、または食品衛生上の危害を除去するために必要な処置をとることを命ずることができます（第59条）。これは、回収命令を出す際の根拠とされています。

■リスクコミュニケーション
□厚生労働大臣は、規格、基準等を定めようとするときは、その趣旨、内容その他の必要な事項を公表し、広く国民の意見を求めるものとします。ただし、食品衛生上の危害の発生を防止するため緊急を要する場合で、あらかじめ広く国民の意見を求めるいとまがないときは、この限りではありません（第70条第1項）。
□厚生労働大臣、内閣総理大臣および都道府県知事等は、食品衛生に関する施策に国民または住民の意見を反映し、関係者相互間の情報および意見の交換の促進を図るため、当該施策の実施状況を公表するとともに、当該施策について広く国民または住民の意見を求めなければなりません（第71条）。

乳及び乳製品の成分規格等に関する省令

□乳幼児および病弱者が多く摂取すると考えられる乳・乳製品については「乳及び乳製品の成分規格等に関する省令（乳等省令）」（昭和26年12月27日厚生省令第52号）により規格基準が定められています。
□乳等省令では、製品の個別の成分規格や試験法について規定されています。例として、「牛乳」については牛乳の成分規格ならびに製造および保存の方法の基準が規定されています。また、乳および乳製品の微生物数の基準を規定しています。

食品、添加物等の規格基準

　食品等については、「食品、添加物等の規格基準」（昭和34年厚生省告示第370号）により、以下のような規格基準が定められています。
□食品の成分規格、製造、加工および調理基準、保存基準、規格基準等。
□添加物の一般試験法、成分規格、保存基準、製造基準、使用基準等。
□器具・容器包装の原材料の規格、一般試験法、材質別規格、用途別規格、製造基準等。
□おもちゃの原材料の規格、製造基準。
□洗浄剤の使用基準等。

マニュアル・手引書

□集団給食施設等における食中毒を予防するため、HACCPの概念に基づいた大量調理施設衛生管理マニュアル（1997年3月）が作成されています。また、食肉製品、水産加工製品、飲食店等、十数の業種については、厚生労働省によるHACCP入門のための手引書が公開されています。
□HACCPによる衛生管理が困難な小規模事業者に対しては、業界が作成し、厚生労働省の検討会が検討を加えた「HACCPの考え方を取り入れた衛生管理のための手引書」が公開されています。

健康食品

□近年の健康に対する志向の非常な高まりを反映して、これまで一般に飲食用とされてこなかったものや特殊な形態のもの（錠剤、カプセル状等）等が「健康食品」と称して大量に販売されています。
□しかしながら、健康食品については、健康増進法に定めている「保健機能食品」を除いて法律上の明確な定義はありません。したがって、

「健康食品」から「保健機能食品」を除いたものを「いわゆる健康食品」と呼び、厚生労働省が取り組みを行っています。

□「いわゆる健康食品」のなかには、「無承認無許可医薬品」として指導摘発される事例が散見されるため、厚生労働省は「無承認無許可医薬品監視指導マニュアル」を作成し、医薬品、医療機器等の品質、有効性及び安全性の確保等に関する法律（医薬品医療機器等法）の医薬品に該当する物が食品と称して販売されることのないよう、医薬品の範囲についての具体的な判断のポイントを示しています。

□また、形態については、個々の製品に係る成分の均質化を図るため、「適正製造規範（GMP）ガイドライン」を作成し、事業者の自主的な取組みにより、製造工程管理による品質の確保を図るとともに、「錠剤、カプセル状等食品の適正な製造に係る基本的考え方について」および「錠剤、カプセル状等食品の原材料の安全性に関する自主点検ガイドライン」が制定されています。

用語▶ | 適正製造規範（GMP）
GMPとは、「Good Manufacturing Practice」の略称であり、製品の品質と安全性の確保を図るために、原材料の受入れから最終製品の包装・出荷にいたる全工程について必要な要件をまとめたもの。GMPを遵守していると認定された国内工場で製造された健康食品には、「GMPマーク」が貼られています。

トピックス

薬食区分

医薬品リストに掲載されている成分本質（原材料）は、いわゆる健康食品に使用することはできません。これらを1種でも原材料として使用したものは「医薬品」と判断されます。

非医薬品リストに掲載されている成分本質（原材料）は、医薬品医療機器等法上は医薬品に該当しないと判断されているにすぎません。日本で食品添加物として認められていない等の理由で食品に使用できないもの、食品添加物の基準に従って使用しなければならないものがあります。食品への使用に際しては、お近くの保健所等で食品衛生法の担当に確認してください。

食品表示法

1 目的（第 1 条）

　食品衛生法に規定されていた衛生上の危害発生防止、JAS 法に規定されていた品質に関する適正な表示、健康増進法に規定されていた国民の健康の増進の目的を、食品を摂取する際の安全性の確保および一般消費者の自主的かつ合理的な食品の選択の機会の確保として整理し、販売（不特定または多数の者に対する販売以外の譲渡を含みます。）される食品について基準を策定することなどにより、適正な表示を確保し、国民の健康の保護および増進ならびに食品の生産および流通の円滑化並びに消費者の需要に即した食品の生産の振興に寄与することを目的としています。

2 基本理念（第 3 条）

　食品表示の適性確保のための施策は、消費者基本法に基づく消費者政策の一環として、消費者の権利（安全確保、選択の機会確保、必要な情報の提供）の尊重と消費者の自立の支援を基本とすること、食品の生産の現況等を踏まえ、小規模の食品関連事業者の事業活動に及ぼす影響等に配慮することとされています。

3 食品表示基準の遵守等

　食品関連事業者等は食品表示基準に従い、食品の表示をする義務があります（第 5 条）。内閣総理大臣等は、食品表示基準に違反した食品関連事業者に対し、表示事項を表示し、遵守事項を遵守すべき旨を指示できること、違反調査のため必要がある場合は、立入検査、報告徴収、書類等の提出命令、質問、収去を行うことができます（第 6 〜 8 条）。

4 食品を摂取する際の安全性に重要な影響を及ぼす事項

　食品を摂取する際の安全性に重要な影響を及ぼす事項（名称、保存の方法、消費期限または賞味期限、アレルゲン、L-フェニルアラニン化合物を含む旨、指定成分等含有食品に関する事項、特定保健用食品を摂取をするうえでの注意事項、機能性表示食品を摂取をするうえでの注意事項、その他食品の保存基準や使用法など（食肉について、処理を行っ

た旨、十分な加熱を要する旨、生食は食中毒のリスクがある旨など）について食品表示基準に従った表示がされていない場合には、当該食品関連事業者等に対し、食品の回収その他必要な措置をとるべきことを命じ、または期間を定めてその業務の全部若しくは一部を停止すべきことを命ずることができます。

また、安全性に重要な影響を及ぼす事項について食品表示基準に従った表示がされていない食品の表示をした場合に食品の回収をするときは、回収に着手した旨および回収の状況を内閣総理大臣に届け出なければなりません。

5　内閣総理大臣に対する申し出等

食品の表示が適正でないため、一般消費者の利益が害されていると認められるときには、誰でも内閣総理大臣に申し出ることができます。また、適格消費者団体には、著しく事実に相違する表示行為への差止請求権が認められています。

6　食品表示基準

食品表示基準は 2015 年 4 月に施行されましたが、5 年間の移行期間を経て、2020 年 4 月より完全施行されています。

■適用範囲

食品表示基準は、食品関連事業者等が、加工食品、生鮮食品または添加物を販売する場合について適用されます。ただし、加工食品または生鮮食品を設備を設けて飲食させる場合には、生食用牛肉の注意喚起表示を除き、適用されません。

■定義

主要なものを記載します。

加工食品：製造または加工された食品と定義され、具体的な品目は食品表示基準別表第 1 に掲げられている。

生鮮食品：加工食品および添加物以外の食品と定義され、具体的な品目は食品表示基準別表第 2 に掲げられている。

消費期限：定められた方法により保存した場合において、腐敗、変敗その他の品質の劣化に伴い安全性を欠くこととなるおそれがないと認められる期限を示す年月日をいう。

賞味期限：定められた方法により保存した場合において、期待される全ての品質の保持が十分に可能であると認められる期限を示す年月日をいう。ただし、当該期限を超えた場合であっても、これらの品質が保持されていることがあるものとする。

機能性表示食品：疾病に罹患していない者に対し、機能性関与成分によって健康の維持および増進に資する特定の保健の目的が期待できる旨を科学的根拠に基づいて容器包装に表示をする食品であって、当該食品に関する表示の内容、食品関連事業者名および連絡先等の食品関連事業者に関する基本情報、安全性および機能性の根拠に関する情報、生産・製造および品質の管理に関する情報、健康被害の情報収集体制その他必要な事項を販売日の60日前までに消費者庁長官に届け出たものをいう。

栄養機能食品：食生活において別表第11の第1欄に掲げる栄養成分（n-3系脂肪酸、亜鉛、カリウム、カルシウム、鉄、銅、マグネシウム、ナイアシン、パントテン酸、ビオチン、ビタミンA、B_1、B_2、B_6、B_{12}、C、D、E、K、葉酸）の補給を目的として摂取をする者に対し、当該栄養成分を含むものとして食品表示基準に従い当該栄養成分の機能の表示をする食品をいう。

■一般用加工食品の表示事項

①一般用加工食品の横断的義務表示

一般用加工食品の横断的義務表示事項は次のとおりです。

名称、保存方法、消費期限または賞味期限、原材料名、添加物、内容量または固形量および内容総量、栄養成分（たんぱく質、脂質、炭水化物およびナトリウム）の量および熱量、食品関連事業者の氏名または名称および住所、製造所または加工所の所在地（輸入品にあっては輸入業者の営業所の所在地、乳にあっては乳処理場の所在地）および製造者または加工者の氏名または名称を表示します。

この他、一定の要件に該当する場合には表示が義務づけられる次の表示事項があります。特定原材料（注：えび、かに、小麦、そば、卵、乳、落花生の7品目）を原材料とする加工食品および特定原材料に由来する添加物を含む食品、アスパルテームを含む食品、指定成分等含有食品、特定保健用食品、機能性表示食品、遺伝子組換え食品に関する表示、乳児用規格適用食品、輸入品以外の加工食品にあっては原料原産地名、輸入品にあっては原産国名を表示します。

②個別の義務表示事項

個別の食品に対してその特性に応じて必要とされる表示事項が定められています。

③推奨表示

栄養成分表示として飽和脂肪酸の量および食物繊維の量の表示が推奨されています。

④任意表示

特色のある原材料等に関する事項、栄養強調表示など、任意で表示する場合の表示基準が定められています。

■一般用生鮮食品の表示事項

一般用生鮮食品の義務表示事項は名称および原産地です。

13-2 関係法令

13-1で解説した法令以外に食品の安全性にかかわる主な法令をまとめました。

表 13-3 その他の関連法令一覧

法律	目的
農薬取締法	農薬の登録制度を設け、品質の適正化を図るとともに、販売、使用の規制等を行うことで農薬の安全かつ適正な使用の確保を図ることを目的としています。 農薬の製造者または輸入者は、農林水産大臣による農薬登録を受けなければ、製造または輸入をしてはなりません。
肥料の品質の確保等に関する法律（旧肥料取締法）	肥料の品質等を確保し、その公正な取引と安全を確保するため、肥料の規格、施用基準の公定、登録、検査等について定められています。
飼料安全法（飼料の安全性の確保及び品質の改善に関する法律）	飼料や飼料添加物の製造、使用方法、保存方法、表示の基準、成分規格が定められています。
家畜伝染病予防法	家畜の伝染性疾病の発生を予防し、まん延を防止するため、牛、水牛、山羊、豚、鶏、馬等の家畜について、家畜の飼養に係る衛生管理の方法に関し家畜の所有者が遵守すべき基準（飼養衛生管理基準）が定められています。国民の健康にも深く関連する法律です。
医薬品医療機器等法（医薬品、医療機器等の品質、有効性及び安全性の確保等に関する法律）	医薬品（注：動物用医薬品を含む。）、医療機器等の品質、有効性、安全性を確保し、これらの使用による保健衛生上の危害の発生、拡大の防止のために必要な規制等を定めた法律です（旧薬事法）。

牛トレーサビリティ法（牛の個体識別のための情報の管理及び伝達に関する特別措置法）	牛海綿状脳症（BSE）のまん延を防止するための措置の的確な実施を図るため、牛を個体識別番号により一元管理するとともに、生産から流通・消費の各段階において個体識別番号を正確に伝達するために定められた法律です。
米トレーサビリティ法（米穀等の取引等に係る情報の記録及び産地情報の伝達に関する法律）	米穀事業者に対し、米穀等の譲受け、譲渡し等に係る情報の記録および産地情報の伝達を義務付け、食品としての安全性を欠く米穀等の流通を防止し、表示の適正化を図るために定められた法律です。
牛海綿状脳症対策特別措置法	牛海綿状脳症（BSE）の発生を予防し、およびまん延を防止するための特別の措置を定めた法律で、牛の肉骨粉を原料等とする飼料の使用の禁止、と畜場における BSE に係る検査等が定められています。

索引

308

監　修　　一色　賢司　　　一般財団法人 日本食品分析センター
　　　　　　　　　　　　　学術顧問
　　　　　　　　　　　　　北海道大学 名誉教授

編　集　　一般社団法人 食品安全検定協会

執筆者(執筆順)

一色　賢司　　　一般財団法人 日本食品分析センター 学術顧問
　　　　　　　　北海道大学 名誉教授
　　　　　　　　(第1章)

山崎　浩司　　　北海道大学大学院水産科学研究院 食品衛生学研究室
　　　　　　　　教授
　　　　　　　　(第2章-1・2・3)

谷口　力夫　　　公益社団法人 日本食品衛生協会 技術参与
　　　　　　　　一般社団法人 関東学校給食サービス協会 顧問
　　　　　　　　(第2章-1・2・3)

藤井　建夫　　　東京家政大学大学院 客員教授
　　　　　　　　東京海洋大学 名誉教授
　　　　　　　　(第2章-4)

大西　貴弘　　　国立医薬品食品衛生研究所 衛生微生物部 第二室長
　　　　　　　　(第3章)

塩見　一雄　　　東京海洋大学 名誉教授
　　　　　　　　(第4章・第5章・第10章)

内堀　伸健　　　日本生活協同組合連合会 安全政策推進室
　　　　　　　　(第6章・第7章)

野村　孝一　　　日本大学生物資源科学部 非常勤講師
　　　　　　　　(第8章・第11章)

伊藤　澄夫　　　武庫川女子大学 非常勤講師
　　　　　　　　(第9章)

豊福　　肇　　　山口大学共同獣医学部 教授
　　　　　　　　(第12章-1・2・3)

湯川剛一郎　　　湯川食品科学技術士事務所 所長
　　　　　　　　(第12章-4・第13章)

食品安全検定テキスト 中級　第3版

2014 年 8 月 10 日　初 版 発 行
2018 年 7 月 10 日　第 2 版発行
2022 年 2 月 20 日　第 3 版発行
2024 年 3 月 20 日　第 3 版第 2 刷発行

監　　　　　修 ………… 一色賢司
編　　　　　集 ………… 一般社団法人食品安全検定協会
発　行　者 ………… 荘村明彦
発　行　所 ………… 中央法規出版株式会社
　　　　　　　　　　　　〒110-0016 東京都台東区台東 3-29-1 中央法規ビル
　　　　　　　　　　　　TEL 03-6387-3196
　　　　　　　　　　　　https://www.chuohoki.co.jp/

印 刷 ・ 製 本 ………… 株式会社太洋社
本文・装幀デザイン ………… ケイ・アイ・エス

定価はカバーに表示してあります。
ISBN978-4-8058-8428-7